äzq **Schriftenreihe**
Band 24

Das Deutsche Leitlinien-Clearingverfahren
1999-2005
- Hintergrund, Zielsetzung, Ergebnisse -

Abschlussbericht

Leitlinien-Clearingverfahren
von Bundesärztekammer
und Kassenärztlicher Bundesvereinigung
in Kooperation mit
Deutscher Krankenhausgesellschaft
Spitzenverbänden der Krankenversicherungen
und Gesetzlicher Rentenversicherung

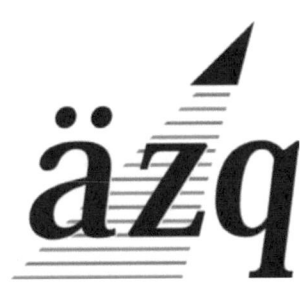

Impressum

Herausgeber:
Ärztliches Zentrum für Qualität
in der Medizin (ÄZQ)
(Gemeinsame Einrichtung der
Bundesärztekammer und der
Kassenärztlichen Bundesvereinigung)

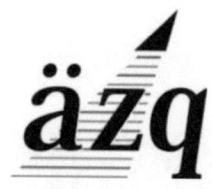

Autoren:
Monika Lelgemann MSc, ÄZQ
Dipl.-Soz.Päd. Marga Cox, ÄZQ
Dr. Frank Thalau, ÄZQ
Henning Thole, ÄZQ
Dr. Christian Thomeczek, ÄZQ
Dipl.-Bibl. Henrike Trapp, ÄZQ
Prof. Dr. Dr. Günter Ollenschläger, ÄZQ

Danksagung:
Ein herzliches Danke gebührt Frau Dr. med. Hanna Kirchner
(Geschäftsführung des Leitlinien-Clearingverfahrens 2002-2004)
für die Nutzung wesentlicher Texte ihrer Dissertation: *Das Deutsche
Leitlinien-Clearingverfahren, Hintergrund, Zielsetzung, Ergebnisse
dargestellt an Leitlinien zur Behandlung des Tumorschmerzes.*
Medizinische Fakultät der Universität zu Köln; 2003.

Redaktion:
Dipl.-SozPäd. Marga Cox

Anschrift des Herausgebers:
Ärztliches Zentrum für Qualität in der Medizin
Wegelystraße 3 / Herbert-Lewin-Platz
10623 Berlin
Telefon   030 / 4005 – 2500
Telefax   030 / 4005 – 2555
Email   mail@azq.de
Internet   www.azq.de
              www.leitlinien.de

ISBN:
3-9811002-2-0   (bis 31.12.2006)
978-3-9811002-2-8   (ab 01.01.2007)

Verlag:
Books on Demand GmbH, Gutenbergring 53, 22848 Norderstedt

Inhaltsverzeichnis

Anhang

Abbildungsverzeichnis

Tabellenverzeichnis

Diagrammverzeichnis

Abkürzungsverzeichnis

AGO	Arbeitsgemeinschaft der Deutschen Gesellschaft für Gynäkologie und Geburtshilfe
AGREE	Appraisal of Guidelines, Research and Evaluation in Europe
AHCPR	Agency for Health Care Policy and Research (heute AHRQ)
AkdÄ	Arzneimittelkommission der deutschen Ärzteschaft
Anwend	Anwendbarkeit (von Leitlinien)
APS	American Pain Society
ASA	American Society of Anesthesiologists
AWMF	Arbeitsgemeinschaft der Wissenschaftlichen Medizinischen Fachgesellschaften
ÄZQ	Ärztliches Zentrum für Qualität in der Medizin
BÄK	Bundesärztekammer
BC	British Columbia
BCCA	British Columbia Cancer Agency
BfA	Bundesversicherungsanstalt für Angestellte
Bsp	Beispiel
BtM	Betäubungsmittel
CCOPG(I)	Cancer Care Ontario Practice Guidelines (Initiative)
CMA	Canadian Medical Association
CMAJ	Canadian Medical Association Journal
COPD	Chronisch Obstruktive Lungenerkrankung
CV	Clearingverfahren
DDG	Deutsche Diabetes Gesellschaft
DEGAM	Deutsche Gesellschaft für Allgemein- und Familienmedizin
DELBI	Deutsches Instrument zur methodischen Bewertung von Leitlinien
DGC	Deutsche Gesellschaft für Chronometrie
DGIM	Deutsche Gesellschaft für Innere Medizin
DGK	Deutsche Gesellschaft für Kardiologie
DGN	Deutsche Gesellschaft für Neurologie
DGOOC	Deutsche Gesellschaft für Orthopädie und Orthopädische Chirurgie
DGPK	Deutsche Gesellschaft für pädiatrische Kardiologie
DGPMR	Deutsche Gesellschaft für physikalische Medizin und Rehabilitation
DGPPN	Deutschen Gesellschaft für Psychiatrie, Psychotherapie und Nervenheilkunde
DGPPN	Deutsche Gesellschaft für Psychiatrie, Psychotherapie und Nervenheilkunde
DGSP	Deutsche Gesellschaft für Sportmedizin und Prävention
DGSS	Deutsche Gesellschaft zum Studium des Schmerzes
DIMDI	Deutsches Institut für Medizinische Dokumentation und Information
DIVS	Deutsche Interdisziplinäre Vereinigung für Schmerztherapie
DMP	Disease-Management-Programm
EbM	Evidenzbasierte Medizin

Entw	Entwicklung (von Leitlinien)
Form	Format (von Leitlinien)
G-I-N	Guidelines International Network
GKV	Gesetzliche Krankenversicherung
ICSI	Institute for Clinical Systems Improvement
ISBN	International Standard Book Number
KBV	Kassenärztliche Bundesvereinigung
KHK	Koronare Herzkrankheit
KRK	Kolorektales Karzinom
KV	Kassenärztliche Vereinigung
LL	Leitlinie
Minist	Ministerium
NRS	Numerische Rating Skala
NVL	Programm für Nationale Versorgungs-Leitlinien
NZGG	New Zealand Guidelines Group
PDCA	Plan, Do, Check, Act
SGB	Sozialgesetzbuch
SIGN	Scottish Intercollegiate Guidelines Network
SNM	Society of Nuclear Medicine
STAN	Schmerztherapeutisch Ambulantes Netzwerk der Universität Köln
VAS	Visuelle Analogskala
VDR	Verband Deutscher Rentenversicherungsträger
VHA	Veterans Health Administration
VRS	Visuelle Rating-Skala
WHO	World Health Organization

1   Übersicht: Definitionen, Zielsetzungen, gesundheitspolitische Aspekte von Leitlinien

1.1   Definitionen, Ziele, Methodik

Nach der allgemein akzeptierten Definition des US-amerikanischen Institute of Medicine handelt es sich bei Leitlinien um *„systematisch entwickelte Entscheidungshilfen für Leistungserbringer und Patienten über die angemessene Vorgehensweise bei speziellen Gesundheitsproblemen"* [1; 2].

Hauptziel medizinischer Leitlinien ist es, unter Berücksichtigung der vorhandenen Ressourcen gute klinische Praxis zu fördern und zu unterstützen und die Öffentlichkeit darüber zu informieren [3].

Nach den Vorstellungen der Selbstverwaltungskörperschaften im deutschen Gesundheitswesen und der Wissenschaftlichen Medizinischen Fachgesellschaften dienen Leitlinien unter anderem

- der Sicherung und Verbesserung der gesundheitlichen Versorgung der Bevölkerung,
- der Motivation zu wissenschaftlich begründeter und ökonomisch angemessener ärztlicher Vorgehensweise unter Berücksichtigung der Bedürfnisse und Einstellungen der Patienten,
- der Vermeidung unnötiger und überholter medizinischer Maßnahmen und unnötiger Kosten,
- der Verminderung unerwünschter Qualitätsschwankungen in der Versorgung sowie
- der Information der Öffentlichkeit über notwendige und allgemein übliche ärztliche Maßnahmen bei speziellen Gesundheitsrisiken und Gesundheitsstörungen [4-6].

In Abgrenzung zu der Fülle an Entscheidungshilfen für den einzelnen Leistungserbringer im Gesundheitswesen (Lehrbücher, Originalpublikationen, Übersichtsartikel, etc.) ist das Besondere an Leitlinien darin zu sehen, dass die Sicherung der individuell angemessenen medizinischen Versorgung nicht intuitiv und aufgrund von impliziten und intransparenten Handlungsmaximen erfolgt, sondern auf der Grundlage wissenschaftlicher Erkenntnisse anhand von systematisch entwickelten und konsentierten Handlungsempfehlungen.

Im Gegensatz zu verbindlichen Richtlinien (z. B. von Arbeitsanweisungen im klinischen Bereichen oder von Richtlinien der Bundesausschüsse der Ärzte und Krankenkassen im vertragsärztlichen Bereich) sind diese Leitlinien als Handlungskorridore zu verstehen, die auf dem Prinzip der Freiwilligkeit beruhen und explizit als Entscheidungsunterstützung zu verstehen sind [1].

Leitlinien bündeln das umfangreiche Wissen aus klinischer Erfahrung und wissenschaftlicher Evidenz, klären gegensätzliche Standpunkte und definieren unter Abwägung von Nutzen und Schaden das derzeitige Vorgehen der Wahl, ohne dabei das erwünschte Outcome (Morbidität, Mortalität, Patientenzufriedenheit, Lebensqualität, etc.) außer Acht zu lassen [7]. Damit bieten sie Anhaltspunkte für die Sicherung oder Verbesserung der existierenden Qualität.

Darüber hinaus sind aus Leitlinien Indikatoren für Struktur-, Prozess- und Ergebnisqualität abzuleiten, an denen die Qualität der Versorgung gemessen werden kann. Dieser Soll-Ist-Vergleich ist zum Einen hilfreich für die einzelnen Entscheidungen des Arztes mit seinem Patienten, kann aber auch bei entsprechender Dokumentation und Darlegung im Rahmen des externen Qualitätsmanagements im Sinne eines Leistungsvergleiches genutzt werden [79].

Im Idealfall sind diese Leitlinien nach einer strengen Systematik entwickelt und im multidisziplinären Team konsentiert worden [8] (siehe Abb. 1).

Abb. 1: Prozess der Erstellung und Aktualisierung von Leitlinien; mod. nach [5]

Themenauswahl (Versorgungsproblem)

↓

Zusammenstellung der Leitlinien-Gruppe

↓

Definition von Zielen und Schlüsselfragen

↓

Systematische Literaturrecherche

↓

Kritische Bewertung der Literatur

↓

Formulierung graduierter Empfehlungen / formalisiertes Konsensverfahren

↓

Konsultation und externe Begutachtung Pilotversuch

↓

Präsentation und Disseminierung

↓

Implementierung

↓

Monitoring, Evaluation und Überarbeitung

Der Prozess der Leitlinienerstellung muss systematisch, unabhängig und transparent sein.

Wichtigste Zielgruppe sind die Angehörigen der Gesundheitsberufe, die an der Versorgung der jeweiligen Patienten beteiligt sind, die Hauptverantwortung für die Leitlinienentwicklung sollte bei ihnen und ihren Organisationen liegen. Ferner sind bei Bedarf auch andere betroffene Gruppen (Patienten, Kostenträger und Entscheidungsträger) zu beteiligen. Leitlinien sollten diesen wichtigen Zielgruppen in einer verständlichen Version zugänglich sein [3].

Um den Begriff Leitlinie vor Beliebigkeit zu schützen und von den üblichen in medizinischen Lehrbüchern und Zeitschriften abgegebenen Empfehlungen abzugrenzen, sollte die Bezeichnung Leitlinie vorbehalten bleiben

(a) externen Empfehlungen und Stellungnahmen autorisierter Repräsentanten von medizinischen Fachgesellschaften, ärztlichen Standesorganisationen oder staatlichen bzw. parastaatlichen Institutionen (nationale Leitlinien) oder

(b) den internen Leitlinien lokaler Anwender (regionale Leitlinien und lokale, leitliniengestützte Handlungsempfehlungen) [7].

Als isoliertes Instrument werden Leitlinien kaum eine Wirkung erzielen [9]. Deming beschreibt Qualitätsprozesse als einen Zyklus (PDCA-Zyclus) [10]. Der Kreislauf beginnt mit der Planung (Plan = Identifikation eines Qualitätsproblems (Problemanalyse) + Festlegung notwendiger Maßnahmen zur Qualitätsverbesserung in Form einer Leitlinie), führt über Anwendung der Leitlinien-Empfehlungen (= Do) und Evaluation der Maßnahmen (= Check) zur Etablierung von Verhaltens- und / oder Organisationsveränderungen (= Act), die auf Erhalt der erreichten Qualität bzw. weitere Verbesserungen zielen (siehe Abb. 2).

Abb. 2: PDCA-Zyclus, Qualität als kontinuierlicher Verbesserungsprozess (aus [78])

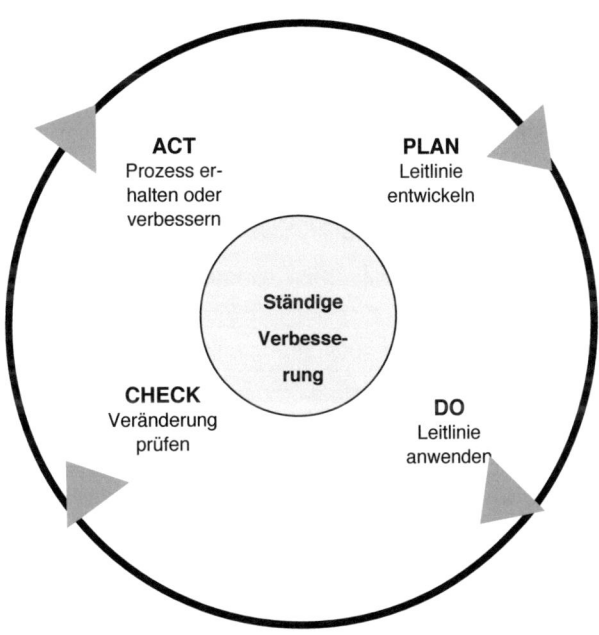

1.2   Gesundheitspolitische und rechtliche Aspekte von Leitlinien

Medizinische Leitlinien sind Bestandteil des internen beruflichen Standards der Leistungserbringer und haben Empfehlungscharakter im Sinne von Handlungskorridoren [1]. Leitlinien können jedoch einen verbindlichen Charakter annehmen, wenn sie in einen Vertrag oder ein Gesetz entweder direkt oder indirekt (durch Bezugnahme) eingebunden sind [3].

In die gesundheitspolitische Diskussion wurden medizinische Leitlinien in Deutschland erstmalig 1924 von F. Kraus gebracht [11] und vom Reichsgesundheitsrat in seinen „Leitsätzen für eine sparsame und doch sachgemäße Behandlungsweise der Kranken durch Ärzte" festgeschrieben (siehe Tab. 1).

Tab. 1: Leitsätze des Reichsgesundheitsrates für eine sparsame und doch sachgemäße Behandlungsweise der Kranken durch Ärzte vom 9.11.1924 [11]

1. *... wirtschaftlich zweckmäßige, möglichst einfache Behandlungsweise...*

2. *... unter gleichwertigen Arzneimitteln stets das billigere verordnen, ... die mit Namenschutz versehenen ... Spezialpräparate durch gleichwertige Präparate ...ersetzen...*

3. *... neueste Arzneimittel nur dann verschreiben, wenn ihr Wert durch systematische Untersuchungen...erwiesen oder wahrscheinlich gemacht worden ist...*

4. *..., dass Vielverschreiberei und sonstige Polypragmasie, die freilich oft durch die Neigung des Publikums selbst gefördert, unterbleibt.*

5. *... die Verordnungen der Kassenärzte unter strenge Kontrolle gestellt.*

6. *Wirksamer als die obligatorische Beschränkung des ärztlichen Handelns werden sein: In kollegialer Weise gegebene Richtlinien ...*

..., umfassende, aber kurz dargestellte therapeutische Ratschläge vom Gesichtspunkt ökonomischer Krankenbehandlung aus, verfasst von hervorragenden Praktikern und Theoretikern ..., wiederholte Fortbildungskurse für Ärzte, Einwirkung auf den ärztlichen Nachwuchs. Aber auch das Krankenkassenpublikum sollte von Seiten der Krankenkassen darüber aufgeklärt werden, dass Sparsamkeit bei der Verordnung von Arzneien durchaus sachgemäß und für den Kranken nutzbringend sein kann.

In den politischen Diskussionen um die Weiterentwicklung des deutschen Gesundheitssystems haben Leitlinien seit Mitte der 90er Jahre eine Schlüsselstellung bekommen, wie zahlreiche Initiativen belegen:

- **1994** empfiehlt der *Sachverständigenrat für die Konzertierte Aktion im Gesundheitswesen* die Erstellung von Leitlinien durch die wissenschaftlichen medizinischen Fachgesellschaften [12].

- **Seit 1995** erarbeiteten die Mitgliedsgesellschaften der Arbeitsgemeinschaft der Wissenschaftlichen Medizinischen Fachgesellschaften (AWMF) bis heute etwa *1000 fachspezifische Leitlinien* für Ärzte, die über das Internet für jedermann zugänglich sind (siehe www.awmf-leitlinien.de).

- **Zwischen 1996 und 1998** entwickelt die Ärztliche Zentralstelle Qualitätssicherung im Auftrag von Bundesärztekammer und Kassenärztlicher Bundesvereinigung das Programm und die Instrumente zur Qualitätsbewertung und -förderung von Leitlinien [4; 13-17].

- **1998** empfehlen Bundesärztekammer und Kassenärztliche Bundesvereinigung in ihrer *Gemeinsamen Stellungnahme zum Qualitätsmanagement*, verstärkt Leitlinien und Prinzipien der Evidenzbasierten Medizin in der Versorgung zu berücksichtigen, und zwar als Instrumente des Qualitätsmanagements bzw. um wissenschaftliche Erkenntnisse systematisch verfügbar zu machen [6].

- **1999** empfiehlt die Gesundheitsministerkonferenz im Rahmen ihrer *Ziele für eine einheitliche Qualitätsstrategie im deutschen Gesundheitswesen*, dass bis 2005 ärztliche Leitlinien und Pflegestandards in der Diagnostik und Behandlung von 10 prioritären Krankheiten von den Spitzenorganisationen anzuerkennen seien. Im gleichen Zeitraum sollen sich Diagnostik und Behandlung dieser Krankheiten möglichst weitgehend an den so anerkannten ärztlichen Leitlinien bzw. Pflegestandards orientieren [18].

- **1999** wird das *Deutsche Leitlinien-Clearingverfahren* bei der Ärztlichen Zentralstelle Qualitätssicherung als gemeinsames Projekt von Bundesärztekammer und Kassenärztlicher Bundesvereinigung in Kooperation mit der Deutschen Krankenhausgesellschaft und den Spitzenverbänden der Gesetzlichen Krankenkassen eingerichtet [19].

- **2002** treten die Rentenversicherungsträger (VDR und BfA) sowie der Verband der Privaten Krankenversicherungen dieser Kooperation bei.

- **1999** werden durch die Novellierung des SGB V medizinische, Evidenzbasierte Leitlinien erstmals explizit in einem Gesetzestext erwähnt [20]. Dies hat zur Folge, dass alle in der gesetzlichen Krankenversicherung tätigen Ärzte und Krankenhäuser seit dem 1. Januar 2000 zur Berücksichtigung leitliniengestützter Kriterien für eine zweckmäßige und wirtschaftliche Leistungserbringung gesetzlich verpflichtet sind.

- **2000** einigen sich AWMF und ÄZQ auf eine gemeinsame Methodik zur Erarbeitung und Bewertung ärztlicher Leitlinien in Deutschland [21] und schreiben diese im gemeinsamen *Leitlinien-Manual* fest [5].

- **2001** beschließt der Ministerrat des Europarates unter Zustimmung der deutschen Bundesregierung *Empfehlungen zur Qualitätsförderung von Leitlinien* [3].

- **2001** wird in das SGB V die Vorgabe aufgenommen, nach der bei der Erstellung von Disease-Management-Programmen im Rahmen des Risikostrukturausgleichs Evidenzbasierte Leitlinien zu berücksichtigten sind. Auf dieser Grundlage erlässt das Bundesministerium für Gesundheit im Juni 2002 entsprechende Verordnungen für die Versorgungsbereiche Diabetes mellitus Typ 2 und Mammakarzinom.

- **2002** etabliert die Bundesärztekammer unter Zustimmung des 105. Deutschen Ärzte-
tages das *Programm für Nationale VersorgungsLeitlinien* [22; 23].

Vor diesem Hintergrund und unter Berücksichtigung ihrer haftungs- und berufsrechtlichen
Aspekte ist die medicolegale Stellung von Leitlinien vielschichtig [24-26]. Dies führt zur
Unsicherheit der Gesundheitsberufe gegenüber dieser Problematik. Experten gehen davon aus, dass dies einer der wesentlichen Gründe für die teilweise mangelnde Akzeptanz
von Leitlinien ist [27].

2   Qualität von Leitlinien*

Medizinische Leitlinien sind Instrumente, mit deren Hilfe man Entscheidungen in der medizinischen Versorgung auf eine rationalere Basis stellen kann. Ihr Ziel ist es, die Qualität der Versorgung zu verbessern und die Stellung des Patienten zu stärken. Dabei hängen Erfolg oder Misserfolg medizinischer Leitlinien ab von ihrem medizinischen Wert, von einschlägigen sozialen, juristischen und ethischen Rahmenbedingungen sowie von ihrer Umsetzung in der täglichen Praxis [3].

In Anbetracht dieser Zielsetzung besteht Konsens, dass die Methoden zur Erarbeitung medizinischer Leitlinien den international akzeptierten und gegenwärtig modernsten Vorgehensweisen entsprechen. Insbesondere wird darauf Wert gelegt, dass der Prozess der Leitlinienerstellung systematisch, unabhängig und transparent sein soll [3; 5].

Abb. 3: Überblick über den Prozess der Erstellung und Nutzung von Leitlinien [3]

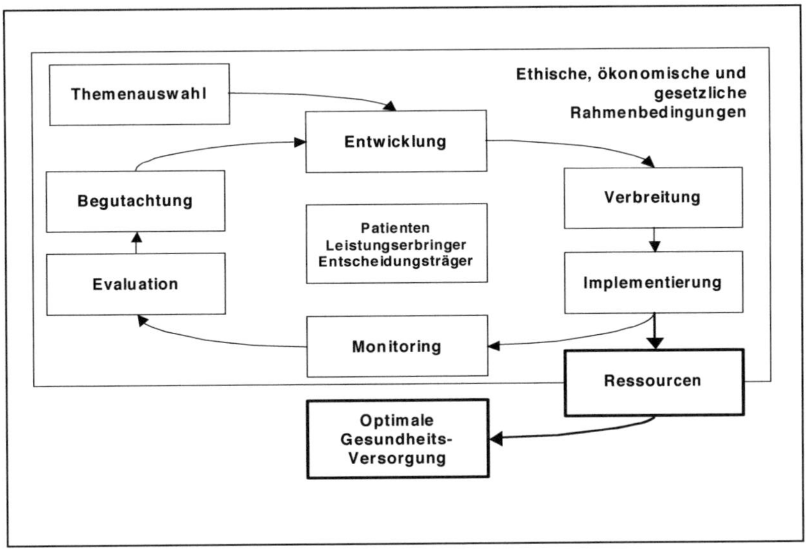

Leitlinien können mithilfe unterschiedlichster Methoden erstellt werden. Das herkömmliche Vorgehen bei der Formulierung medizinischer Empfehlungen war unsystematisch

---

* modifiziert nach [78]

und daher auch anfällig für systematische Fehler (Bias). Bei diesen konventionell erstellten Übersichtsarbeiten wurde normalerweise von einer Expertengruppe nach dem Konsensprinzip zunächst über die Empfehlungen entschieden und erst nach dieser Entscheidung nach unterstützender Evidenz gesucht (so genannte **„konsensbasierte Leitlinien"**).

Das Problem besteht darin, dass sich nur allzu leicht Studien finden lassen, mit denen man nahezu jede Empfehlung begründen kann. Wenn aber gründlich und systematisch nach Evidenz gesucht wird, sind selbst erfahrene Ärzte zuweilen überrascht, wenn sie feststellen müssen, dass viele gebräuchliche Behandlungsverfahren keine wissenschaftliche Grundlage haben.

Mittlerweile werden für die Leitlinienerstellung Verfahren gefordert, bei denen explizit und systematisch nach einschlägiger Evidenz gesucht wird, um alle zentralen Fragen, die in der Leitlinie angesprochen werden, zu beantworten. Erst dann werden die Empfehlungen auf der Grundlage der besten verfügbaren wissenschaftlichen Belege formuliert und mit diesen verknüpft (so genannte **„evidenzbasierte Leitlinien"**). Auf diese Weise gelingt es am ehesten, die 1990 vom US-amerikanischen „Institute of Medicine" veröffentlichten und noch immer in der Literatur akzeptierten erstrebenswerten Leitlinieneigenschaften (s. Tabelle 2) zu gewährleisten.

Tab. 2: Erstrebenswerte Eigenschaften klinischer Leitlinien, IOM 1990 [2]

• Validität	• Klinische Flexibilität
• Evidenzstärke	• Klarheit
• Wahrscheinliche Therapieergebnisse	• Multidisziplinärer Prozess
• Zuverlässigkeit / Reproduzierbarkeit	• Planmäßige Überprüfung
• Klinische Anwendbarkeit	• Dokumentation

Als prognostische Faktoren für die Gültigkeit oder Validität von Leitlinien identifizierten Grimshaw und Russel [28] drei wesentliche Punkte:

- die Zusammensetzung und Arbeitsweise der Autorengruppe,
- die Suche und Synthese der Evidenz sowie
- die Methodik der Leitlinienentwicklung.

Gültigkeit oder Validität einer Leitlinie bedeuten in diesem Zusammenhang, dass durch die Befolgung von Leitlinien-Empfehlungen die erwarteten gesundheitlichen und ökonomischen Resultate (outcomes) tatsächlich erzielt werden können [3; 5; 29-31].

Tab. 3: Leitlinien-Validität – Beeinflussende Faktoren [32]

Validität klinischer Leitlinien	Methode der Evidenzsynthese	Zusammensetzung der Leitliniengruppe	Zusammensetzung der Leitliniengruppe	Entwicklung
		Anteil der Endnutzer	Anzahl der Schlüsseldisziplinen	
hoch	Systematische Übersichtsarbeit (systematic review)	hoch (alle Nutzer beteiligt)	alle	evidenzbasiert
mittel	unsystematische Übersichtsarbeit	mittel (wenige Nutzer beteiligt)	einige	formaler Konsensusprozess
niedrig	Expertenmeinung	niedrig (z. B. ohne Nutzerbeteiligung)	eine	informeller Konsensusprozess

Darüber hinaus haben verschiedene Leitlinienprogramme ihre eigenen Verfahren zur Erstellung von Leitlinien veröffentlicht. In den vergangenen Jahren sind in verschiedenen Ländern nationale Vorgaben und Programme etabliert worden, die auf die Berücksichtigung der angesprochenen Qualitätskriterien bei der Entwicklung, Implementierung und Aktualisierung von Leitlinien zielen [33-40]. Auf internationaler Ebene haben sich mit der AGREE Collaboration [41] und dem Internationalen Leitlinien-Netzwerk G-I-N [42] Foren gebildet, in deren Rahmen man sich um die Harmonisierung solcher Verfahren bemüht.

Vor dem Hintergrund der in Deutschland Mitte der 90er Jahre bestehenden Qualitätsdefizite bei der Mehrzahl der Leitlinien wissenschaftlicher medizinischer Fachgesellschaften [43] sah man sich auch in Deutschland genötigt, ein institutionalisiertes Verfahren zur Qualitätsförderung und Qualitätskontrolle medizinischer Leitlinien – das so genannte Leitlinien-Clearingverfahren (siehe Tab. 5) – zu etablieren [16; 19; 44; 45].

3   Leitlinien-Clearingverfahren*

Unter "Clearingverfahren" versteht man "aufgearbeitete Zusammenstellungen verschiedener Quellen, die für ein bestimmtes Fachgebiet oder für mehrere Gebiete als Suchhilfen zusammengestellt werden" (modif. nach [46]).

Um leichten Zugang zu Leitlinien zu ermöglichen und um Transparenz in diesem Bereich zu gewährleisten sowie Beratung hinsichtlich der Leitlinienqualität anbieten zu können, wurden in verschiedenen Ländern Leitlinien-Clearingstellen ("Guideline Clearinghouses") eingerichtet.

Clearingstellen können Verzeichnisse verfügbarer Leitlinien unterhalten oder Evaluationsdienste anbieten, d.h. sie überprüfen die methodische Qualität von Leitlinien sowie die Angemessenheit ihrer Empfehlungen, bevor sie diese in die Datenbanken der Clearingstelle übernehmen [3].

Die Evaluation der Leitlinienqualität und -angemessenheit erfolgt entweder in Form der Selbstbewertung durch Leitlinienautoren bzw. -herausgeber (Beispiele: US-amerikanisches National Guideline Clearinghouse [47] und Leitlinien-Clearingstelle der AWMF [48]) oder mittels Peer-Review-Verfahren externer Experten (Beispiel: Deutsches Leitlinien-Clearingverfahren des ÄZQ).

3.1   Das deutsche Leitlinien-Clearingverfahren

In diesem Verfahren wurden Leitlinien zu ausgewählten Versorgungsbereichen von nationaler Bedeutung systematisch recherchiert und bezüglich Qualität und Praktikabilität im Kontext des deutschen Gesundheitswesens bewertet. Dabei berücksichtigte das nachstehend beschriebene Verfahren die aktuellen, international akzeptierten Methoden zur Entwicklung, kritischen Bewertung und Nutzung Evidenzbasierter Leitlinien (Übersicht bei [2; 3; 5; 7; 8; 21; 32; 34; 47; 49; 50]).

Die Ergebnisse dieser Analyse stehen der Fachöffentlichkeit in Form von „Leitlinien-Clearingberichten" zur Verfügung.

---

* modifiziert nach [78]

Tab. 4: Maßnahmen des Deutschen Leitlinien-Clearingverfahrens [19]

- Bewertung von wichtigen Leitlinien anhand vorab festgelegter Kriterien, ggf. Empfehlungen zur Verbesserung,
- Kennzeichnung der für gut befundenen Leitlinien,
- Monitoring des Fortschreibens von Leitlinien,
- Information über Leitlinien,
- Unterstützung bei der Verbreitung von Leitlinien,
- Koordination von Erfahrungsberichten über bewertete Leitlinien,
- Unterstützung bei der Evaluation von Leitlinien.

Zielsetzungen, Träger, Prozeduren und Ergebnisse des 1999 eingerichteten Leitlinien-Clearingverfahrens des ÄZQ sind an anderer Stelle umfassend beschrieben worden [1; 4; 6; 7; 13; 14; 16; 19; 51; 52]. Träger dieses Projektes waren von 1999 bis 2005 die Bundesärztekammer und die Kassenärztliche Bundesvereinigung in Kooperation mit den Spitzenverbänden der Gesetzlichen Krankenversicherungen (1999-2004) und der Privaten Krankenversicherungen (2002-2004) sowie der Gesetzlichen Rentenversicherung (2002-2005) und der Deutschen Krankenhausgesellschaft (1999-2005).

Die Maßnahmen des Clearingverfahrens zielten auf die Qualitätsförderung und -darlegung ärztlicher Leitlinien durch

- die Bewertung von Leitlinien zu Themen von bundesweiter Bedeutung anhand vorab festgelegter Kriterien und durch unabhängige Experten,
- die Kennzeichnung und Beschreibung der für gut befundenen Leitlinien in Form eines Leitlinien-Clearingberichtes,
- die Information der Öffentlichkeit über bewertete Leitlinien (unter anderem über die Internetseiten der Clearingstelle: www.leitlinien.de),
- die Implementierung ausgewählter, als gut bewerteter Leitlinien [19].

Organisatorische Grundlage dieser Aktivitäten war ein Netzwerk aus Akteuren und Organisationen im Bereich „Leitlinien-Erstellung", „Leitlinien-Methodik" und „Leitlinien-Implementierung", koordiniert durch eine Geschäftsstelle – die so genannte „Clearingstelle".

Abb. 4: Leitlinien-Clearingnetzwerk [53]

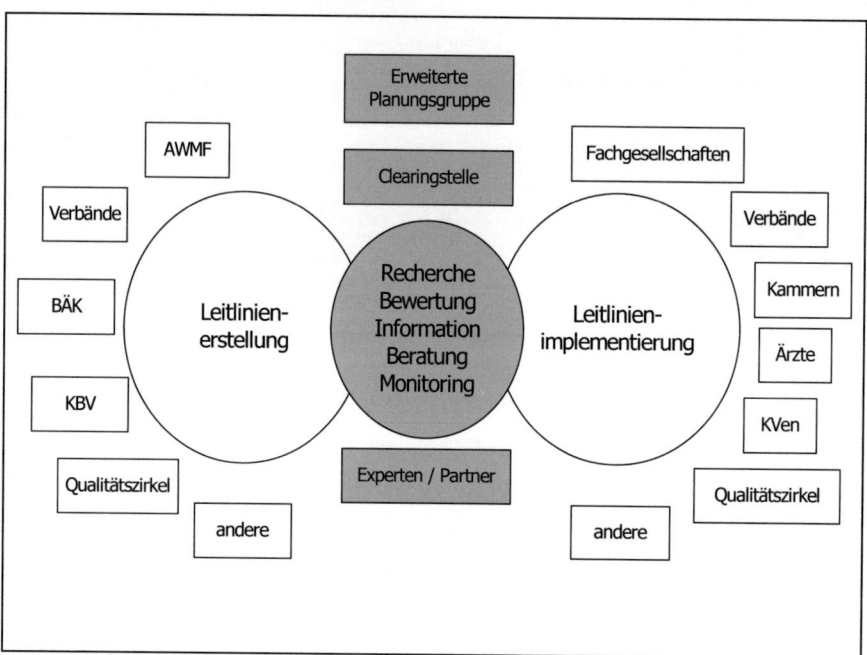

3.2   Ablauf und Instrumente des Clearingverfahrens

Der Ablauf des Clearingverfahrens erfolgte in standardisierter Weise nach einem 1997-1998 konzipierten, am Beispiel von Leitlinien zur Hypertonie 1999 erstmals erprobten und anschließend weiterentwickelten Verfahren [4; 16; 44; 51; 53; 54].

Die einzelnen Arbeitsschritte sind in Abb. 5 und Tab. 5 dargestellt.

Abb. 5: Arbeitsschritte des Leitlinien-Clearingverfahrens

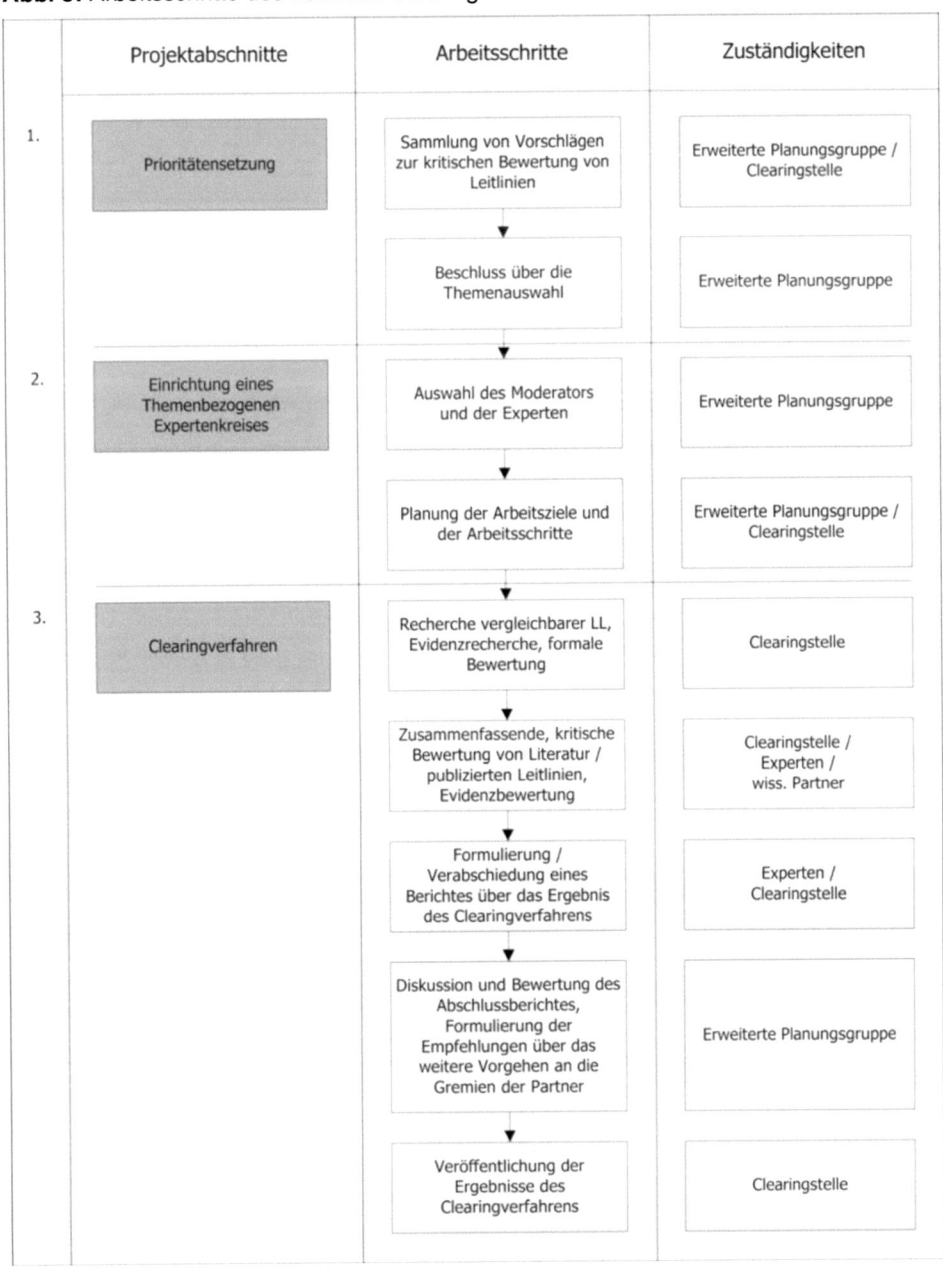

Tab. 5: Leitlinien-Clearingverfahren - Ablaufdiagramm [55]

Auswahl der Themenbereiche / Benennung der Experten	Beschreibung
Themenauswahl	Prioritätensetzung unter Berücksichtigung ▪ der Bedeutung eines Gesundheitsproblems für den Einzelnen und die Bevölkerung ▪ der Existenz unangemessener Qualitätsunterschiede in der ärztlichen Betreuung ▪ der Möglichkeit einer Verbesserung der Versorgungsqualität
Auswahlkriterien für Expertenkreise	▪ LL- Nutzer (nicht LL- Ersteller) ▪ Unabhängigkeit (Deklaration) ▪ Ausgewogenheit hinsichtlich der relevanten Fachgebiete / Versorgungsbereiche
Recherche und Selektion von Leitlinien	Standardisiertes Verfahren ▪ LL von überregionalem Charakter (keine institutionellen LL) ▪ Recherchezeitraum: 10 Jahre ▪ Literatur- und LL-Datenbanken ▪ Sprachen: deutsch und englisch ▪ nur neueste Fassung bei mehreren Leitlinien eines Herausgebers ▪ formale Mindestanforderungen der ▪ Leitliniencheckliste erfüllt
Methodische Bewertung	▪ Checkliste Version 1.2 (99/00) ▪ Erstellen eines Methodik-Abstracts ▪ Erstellen einer Rangliste
Vorbereitung der inhaltlichen Bewertung	▪ Erstellen von deutschen Leitlinien-Zusammenfassungen ▪ synoptische Darstellung der verblindeten Reviews
Inhaltliche Bewertung durch Expertenkreise aus unabhängigen Leitliniennutzern und Methodikern	▪ Übereinstimmung / Unterschiede ▪ Angemessenheit der Themenschwerpunkte ▪ Angemessenheit der Empfehlungen ▪ Angemessenheit der Korridore (Indikation / Kontraindikation)
Bericht über das Clearingverfahren	▪ Expertenkreis erstellt Bericht ▪ Disk. des Berichts mit Leitlinien-Autoren ▪ Steuergruppe des Clearingverfahrens verabschiedet Abschlußbericht über inhaltliche Angemessenheit / methodische Qualität der bewerteten Leitlinien
Veröffentlichung	▪ Veröffentlichung des Abschlußberichtes ▪ Einstellen der bewerteten Leitlinien ins Internet (Abstracts, Bewertung)

Die **Instrumente des Clearingverfahrens** zielten auf die systematische Recherche und formale (methodische) Bewertung der Leitlinien sowie die Bewertung der inhaltlichen Angemessenheit recherchierter Leitlinien.

„Systematische Recherche": Die Recherche nationaler und internationaler Leitlinien sowie weiterer Literatur erfolgte nach standardisierter Vorgehensweise [56] in der Abteilung Dokumentation des ÄZQ.

„Formale Bewertung von Leitlinien": Die formale Leitlinienbewertung erfolgte – in Analogie zu ähnlichen publizierten Verfahren [49; 57] – unter Bezug auf die „Beurteilungskriterien für Leitlinien von BÄK und KBV" [51] mit Hilfe der „Checkliste zur Beurteilung von Leitlinien" [58] – (siehe Anhang 1: Checkliste Methodische Qualität von Leitlinien – Version 8/99) – durch die Mitarbeiter der Clearingstelle des ÄZQ.

„Inhaltliche Bewertung von Leitlinien": Die inhaltliche Angemessenheit von Leitlinien lässt sich nicht formal, sondern nur durch Fachexpertise bewerten. Das Clearingverfahren sah zu diesem Zweck Diskussionen in Fokusgruppen (so genannte „Expertenkreise" siehe Anhang 8) vor, die von erfahrenen Moderatoren unterstützt wurden [58].

3.3   Themenwahl Clearingverfahren

Die Entscheidung zur Durchführung eines Leitlinien-Clearingverfahrens wurde durch die Steuergruppe des Verfahrens ("Erweiterte Planungsgruppe des ÄZQ" – siehe Anhang 7 - in der Träger und Partner des Verfahrens repräsentiert waren) getroffen. Es wurde ein standardisiertes Vorgehen berücksichtigt. Dabei gingen folgende Kriterien, die für die Priorität von Leitlinienthemen berücksichtigt wurden, ein [59-61]:

- Gesundheitsprobleme, für die eine wirksame Prävention oder Therapie wissenschaftlich belegt ist, mit deren Hilfe vorzeitige, vermeidbare Todesfälle oder hohe Morbidität, Behinderung oder eingeschränkte Lebensqualität reduziert werden können,

- Gesundheitsprobleme, bei denen die als wirksam erkannten präventiven oder therapeutischen Maßnahmen mit klinisch relevanten, vermeidbaren Qualitätsunterschieden der Betreuungsergebnisse verbunden sind,

- iatrogene Gesundheitsprobleme mit signifikanten medizinischen oder ökonomischen Folgen,

- medizinische Betreuungsmaßnahmen mit hoher Varianz der klinischen Praxis, bei denen ein Fachkonsens notwendig und möglich erscheint,

- medizinische Betreuungsmaßnahmen mit hohem Kostenaufwand,
- Gesundheitsprobleme bzw. Betreuungsmaßnahmen, für welche die Entwicklung einer Konsensusleitlinie unter Berücksichtigung der wissenschaftlich-medizinischen Belege (Evidenz) möglich erscheint.

Die Priorisierung erfolgte unter Bezug auf aktuelle Defizitanalysen, z. B. etwa zur Versorgung chronischer Schmerzpatienten in Deutschland [62; 63].

3.4   Beteiligte und Prozeduren der Leitlinienrecherche und -bewertung

Die Zusammensetzung der Fokusgruppe (Expertenkreis) berücksichtigte folgende Kriterien:

- Ausgewogenheit der Zusammensetzung hinsichtlich der vertretenen Disziplinen,
- vorrangig Experten aus Praxis und Klinik, die Leitlinien nutzen,
- Ausschluss von Experten, die zum Zeitpunkt der Benennung selbst an einer Arbeitsgruppe zur Erstellung nationaler Leitlinien beteiligt sind,
- Unabhängigkeit der Experten (formale Deklaration),
- zahlenmäßige Begrenzung der Gruppe.

Die Experten wurden auf der Grundlage von Recherchen zu Arbeitsgebiet, beruflicher Erfahrung und Literaturliste von der Steuergruppe des Clearingverfahrens berufen.

Von allen berufenen Experten liegen formale Unabhängigkeitserklärungen („Declaration of Interest") vor.

Tab. 6: Exemplarischer Expertenkreis
(Bsp. CV "Schmerztherapie bei Tumorpatienten"[55,78])

Fachbereich / Aufgabe
Expertenkreis: **Überprüfung der formalen Leitlinienbewertung und inhaltliche Bewertung**
Anästhesiologie / ambulante Schmerztherapie
Anästhesiologie / ambulante und stationäre Schmerztherapie / invasive Verfahren
Anästhesiologie / Schmerzambulanz
Anästhesiologie / Schmerzambulanz (Verzahnung ambulant / stationär)
Innere Medizin / ambulante Versorgung
Pharmakologie
Neurologie / Verhaltensmedizin
Moderation
Geschäftsführung:
Formale Leitlinienbewertung, Koordination, Redaktion
Literaturrecherche
Formale Leitlinienbewertung

Zur Vorbereitung auf die inhaltliche Bewertung wurden den Experten mehrere Wochen vor der ersten Zusammenkunft folgende Unterlagen auf CD-ROM zur Verfügung gestellt:

- Darstellung der Verfahrensmethodik,

- Ergebnisse der Literaturrecherche,

- Ergebnisse der formalen (technischen) Leitlinienbewertung,

- Zusammenstellung der Abstracts der bewerteten Leitlinien,

- bewertete Leitlinien im Volltext – inkl. Internet-Adressen für ergänzende Informationen zu den Leitlinien.

Zusätzlich wurden den Experten synoptische Darstellungen der inhaltlichen Schwerpunkte und Inhaltsangaben für alle Leitlinien von der Geschäftsführung zur Verfügung gestellt. Anhand dieser Synopsen erfolgte die inhaltliche Bewertung der Leitlinien durch die Experten in mehreren strukturierten Diskussionsrunden. Die Formulierung und Redaktion des Clearingberichtes erfolgte durch die Geschäftsführung des ÄZQ. Die fertiggestellten Entwürfe wurden von den Experten gegengelesen und geprüft.

4   Durchführung eines Leitlinien-Clearingverfahrens

Dargestellt am Bsp. des Clearingverfahrens "Schmerztherapie für Tumorpatienten"*

4.1   Recherche

Gemäß Positionspapier der Partner des Leitlinien-Clearingverfahrens [53] besteht der erste Schritt des Verfahrens in der systematischen Recherche der themenspezifischen Leitlinien bzw. von Literatur zu Leitlinien. Im zweiten Schritt werden die in der Vorauswahl als Leitlinien identifizierten Dokumente als Volltext beschafft. Leitlinien, die die Einschlusskriterien erfüllen, werden mit Hilfe der Checkliste von der Clearingstelle auf methodische Qualität geprüft.

Nach Abschluss dieser formalen Prüfung werden die Ergebnisse inkl. der Dokumente dem Expertenkreis zur inhaltlichen Bewertung und zur Erstellung des Abschlussberichtes vorgelegt.

Vor dem Hintergrund dieser Vorgabe erfolgt die Literaturrecherche nach standardisierter Suchstrategie (Tab. 7).

Tab. 7: Literaturrecherche nach standardisierter Suchstrategie

Im folgenden ist als **Beispiel die Suchstrategie des Clearingverfahrens Schmerztherapie bei Tumorpatienten dargestellt** [55]:

1. Allgemeine Suchstrategie für Literaturdatenbanken

Recherche mit folgenden Form-Schlagwörtern:
- Guideline/s, -Practice Guideline/s, -Leitlinie/n, -Recommendation/s, -Consensus statement/s, -Standard/s, -Empfehlung/en, -Richtlinie/n
Recherche mit folgenden Themen-Schlagwörtern:
-Cancer pain, -Tumorschmerzen, -therapy, -Therapie, -treatment, -Behandlung, -management

Sprache: deutsch, englisch, niederländisch, französisch
Recherchezeitraum: 1990-1999

* modifiziert nach [78]

Suchstrategie für Medline/HealthStar via NLM (www.nlm.nih.gov)
1. cancer pain (Freitext)
2. therapy (Freitext)
3. management (Freitext)
4. treatment (Freitext)
5. guideline [publication type] or practice guideline [publication type]
6. 1 and 2 and 5
7. 1 and 3 and 5
8. 1 and 4 and 5

Anmerkung: Freitext (Suche in "all fields") schließt die Suche in Titel, Abstract und MeSH Term (Medical Subject Heading) ein, Einschränkung mit la=language nicht notwendig, da die meisten Treffer in o.g. Sprache sind; Eingabe von „guideline" oder „practice guideline" ergibt zu viele ungenaue Treffer, Suche nach "publication type" erweist sich als präziser.

Suchstrategie für Embase/SciSearch via DIMDI (www.dimdi.de)
1. cancer pain (Freitext)
2. therapy (Freitext)
3. management (Freitext)
4. treatment (Freitext)
5. practice/guideline(s)/ct
6. 1 and 2 and 5
7. 1 and 3 and 5
8. 1 and 4 and 5

Anmerkung: Freitext=Suche in "all fields", Einschränkung mit "practice/guideline(s)"/ct=controlled term, da im dt=documentation type nicht vorhanden. Einschränkung mit la=language nicht notwendig, da die meisten Treffer in o.g. Sprache sind; Eingabe von „guideline" oder „practice guideline" ergeben zu viele ungenaue Treffer, Suche nach ct="practice/guideline(s)"/ct erweist sich als präziser.

2. Suchstrategie in Leitlinien-Datenbanken via Leitlinien-Informationsdienst des ÄZQ (www.leitlinien.de)

1. cancer pain
2. management or therapy or treatment
3. guideline or recommendation or consensus statement or standard
4. 1 and 2
5. 1 and 2 and 3

Da sich die einzelnen Datenbanken hinsichtlich ihres Aufbaus und der Browser-Funktionen stark unterscheiden, richtet sich die spezielle Recherche-Strategie nach dem Aufbau der Datenbank.

4.2 Auswahl der Publikationen zur Aufnahme in ein Leitlinien-Clearingverfahren

(Beispiel Clearingverfahren Schmerztherapie bei Tumorpatienten [55, 78])

Unter Nutzung der oben dargestellten Methodik wurden insgesamt 347 Publikationen identifiziert. Nach der Bereinigung (Entfernung von Dubletten, Ausschluss unkorrekter Verschlagwortung) wurden 104 Zitate in Abstract-Form gesichtet.

Hierbei handelte es sich bei 21 Dokumenten um medizinische Leitlinien zur Therapie von Tumorschmerzen im Sinne der oben angegebenen Definition von Leitlinien (siehe Kapitel 2). Regionale Empfehlungen wurden aus Gründen der Vergleichbarkeit nicht in die Analyse einbezogen.

- Unter Berücksichtigung der Kriterien: "Tumorschmerz allgemein", "Sprachen: deutsch und englisch", "überregionale Leitlinien", "bei mehreren Leitlinien eines Herausgebers aktuellste Version", "aktuellste verwendete Originalliteratur nach 1990"
- wurden vor Beginn der Expertenrunden primär 14 Leitlinien in die Endbewertung aufgenommen (siehe Tab. 8).

Tab. 8: Auszug von im Rahmen eines Clearingverfahrens bewerteten Leitlinien (Bsp. CV „Schmerztherapie bei Tumorpatienten" [55, 78])

1. Agency for Health Care Policy and Research: Management of cancer pain, 1994 (Clinical Practice Guideline; no. 9)

http://text.nlm.nih.gov/ftrs/pick?dbName=capc&ftrsK=55240&cp=1&t=961078506&collect=ahcpr

Die Leitlinie der Agency for Health Care Policy and Research (AHCPR , heute AHRQ) wurde 1994 im Rahmen eines Qualitätssicherungs-Programms des amerikanischen Gesundheitsministeriums entwickelt und richtet sich an Ärzte, Pflegepersonal und Patienten. Das Buch mit 356 Seiten und über 500 Literaturangaben beschreibt die Aspekte der Schmerztherapie bei Tumorerkrankungen umfassend. Es enthält viele praktische Hinweise wie z. B. Schmerzskalen für verschiedene Altersgruppen und Analphabeten bis hin zu Anamnesebögen in verschiedenen Sprachen.

2. American Pain Society: Principles of analgesic use in the treatment of acute pain and chronic cancer pain, 1999, 4 ed., 64 S.

(http://www.ampainsoc.org/pub/principles.htm)

Die Empfehlungen der American Pain Society (APS) sind in einem kleinen Kitteltaschenbuch zusammengefasst, das primär für die Tumor-Schmerztherapie im stationären Bereich zur Ausbildung von Ärzten, Studenten und Pflegepersonal geschrieben wurde. Neben einem Stichwortindex zum Nachschlagen und übersichtlichen Medikamentenlisten werden konkrete Beispiele z. B. zur Umstellung und Dosierung bei anderen Applikationsformen gegeben.

3. American Society of Anesthesiologists: Practice Guidelines for Cancer Pain Management. Anethesiology 1996, 84(5):1243-1257

(http://www.asahq.org/practice/cancer/cancer.html)

Die Leitlinie der American Society of Anesthesiologists (ASA) wurde als Zeitschriftenartikel veröffentlicht und richtet sich primär an Anästhesisten. Die Leitlinie beschreibt die Kernelemente der Schmerztherapie bei Patienten mit Tumorerkrankungen.

4. Arzneimittelkommission der Deutschen Ärzteschaft: Empfehlungen zur Therapie von Tumorschmerzen, 2. Aufl., 2000. AVP-Sonderheft Therapieempfehlungen, 23 S. + Handlungsleitlinie (Kurzfassung) (http://www.akdae.de)

Die Leitlinie der Arzneimittelkommission der Deutschen Ärzteschaft (AkdÄ) ist ein 23-seitiges Sonderheft aus einer Reihe von mittlerweile überwiegend evidenzbasierten Handlungsempfehlungen. Sie wurde vorrangig für niedergelassene, hauptsächlich im allgemeinmedizinischen/hausärztlichen Bereich tätige Ärzte konzipiert. Der Schwerpunkt liegt auf Empfehlungen zur Arzneitherapie.

Leitlinien 5-13: siehe [55]

4.3 Formale Leitlinienbewertung

Abb. 6: Auszug aus der Checkliste „Methodische Qualität von Leitlinien"

1. Fragen zur Qualität der Leitlinienentwicklung

lfd.Nr.	Verantwortlichkeit für die Leitlinienentwicklung	j	n	uk	na
1.1	Wird die für die Leitlinienentwicklung verantwortliche Institution klar genannt?	☐	☐	☐	-
1.2.	Existieren detaillierte Angaben über finanzielle oder andere Formen der Unterstützung durch Dritte?	☐	☐	☐	-
1.3.	Falls Unterstützung seitens kommerzieller Interessengruppen erfolgte bzw. Hinweise auf mögliche Verpflichtungen / Interessenkonflikte existieren, wurde die mögliche Einflussnahme auf die Leitlinie diskutiert?	☐	☐	☐	☐
	Autoren der Leitlinie	j	n	uk	na
1.4.	Sind die an der Erstellung der Leitlinie Beteiligten (Fach-, Interessen-, Patientengruppen) hinsichtlich ihrer Funktion und der Art ihrer Beteiligung klar genannt?	☐	☐	☐	-
1.5.	Waren an der Erstellung der Leitlinie die von den Empfehlungen im wesentlichen Betroffenen (die mit der Thematik befassten Fachdisziplinen und Patienten) beteiligt?	☐	☐	☐	☐

Die formale Leitlinienbewertung erfolgte im Rahmen des beschriebenen Verfahrens durch 2 Methodiker unter Bezug auf die „Beurteilungskriterien für Leitlinien" [1] mit Hilfe der „Checkliste zur Beurteilung von Leitlinien" (Version 8/99, siehe Anhang 1) [58] und des Nutzermanuals [64]

Abweichende Ergebnisse wurden diskutiert und – gemeinsam mit einem dritten Bewerter – zu konsentierten Endergebnissen geführt.

Die Ergebnisse der formalen Bewertungen wurden durch die Mitglieder des Expertenkreises überprüft und von diesen mitgetragen.

Die Checkliste gibt 4 mögliche Antwortkategorien vor: „ja", „nein", „unklar" und „nicht anwendbar". Da es sich ausnahmslos um vorselektierte, nationale Leitlinien handelte, musste keine der Fragen mit „nicht anwendbar" beantwortet werden.

Als „unklar" wurde der Sachverhalt eingeschätzt, wenn die Angaben unvollständig oder unzureichend für eine eindeutige Ja-Antwort waren. Abweichende Ergebnisse zwischen den Bewertern führten, sofern sie nicht durch den Text zu belegen waren, auch zu einer

„unklar" Entscheidung. Eine typisches Beispiel dafür ist die Frage 1.5: Waren an der Erstellung der Leitlinien die von den Empfehlungen im wesentlichen Betroffenen beteiligt?

Das Nutzermanual [64] zur Checkliste setzt für eine "ja"-Antwort voraus, dass die mit den Gesundheits- bzw. Versorgungsproblemen vorrangig befassten Berufsdisziplinen, Interessen- und Patientengruppen an der Leitlinienerstellung beteiligt waren (z. B. Allgemeinärzte, Fachärzte, Kostenträger, Organisationen der ärztlichen Selbstverwaltung, Pflegeorganisationen, Epidemiologen, Statistiker). Unter den Bewertern war es unstrittig, dass für eine positive Antwort ein multidisziplinäres Team Voraussetzung ist, bezüglich der Vorrangigkeit der o.g. Gruppen existierten zum Teil jedoch unterschiedliche Einschätzungen.

Die Ergebnisse des Konsenses wurden in Form von standardisierten Abstracts deskriptiv dargestellt (siehe Anhang 2), wobei die "ja"-Antwortkriterien inhaltlich begründet wurden.

Die Abstract-Form orientiert sich an der Checkliste „Methodische Qualität von Leitlinien" und dem ergänzenden Nutzermanual. In der Gesamtbewertung wurde jede mit „ja" beantwortete Frage mit einem Punkt bewertet. Antworten, bei denen „unklar" oder „nein" angegeben war, wurden mit 0 Punkten gezählt. Daraus ergab sich ein Ranking. Die Qualitätsdarlegung erfolgt über die Abbildung von 3 Qualitätsdomänen [65] (siehe Tab. 9).

Tab. 9: Formale Leitlinienbewertung / Grundlagen

Qualitätsdarlegung mittels Angabe zu 3 Qualitätsdomänen

    Domäne 1: Qualität der Leitlinienentwicklung

    Domäne 2: Inhalt und Format der Leitlinie

    Domäne 3: Anwendbarkeit der Leitlinie

Die *Qualität der Leitlinienerstellung* kann in folgender Weise beschrieben werden:

- **Domäne 1: Qualität der Leitlinienentwicklung**

= Σ [(Ja-Antworten) zu Fragen (1.1. bis 1.21) – (1.3, 1.14, 1.16, 1.19)]

Erreichbar sind maximal 17 Punkte (Begründung für die Auswahl der Fragen: Nicht berücksichtigt wurden die aus anderen Fragen resultierenden Anschlussfragen)

Die *Qualität von Inhalt und Format einer Leitlinie* kann in erster Näherung in folgender Weise beschrieben werden:

- **Domäne 2: Inhalt und Format der Leitlinie**

= Σ [(Ja-Antworten) zu Fragen (2.1. bis 2.16)]

Erreichbar sind maximal 17 Punkte (da Frage 2.8. aus 2 Unterfragen besteht)

Die *Qualität von Angaben zur Anwendbarkeit einer Leitlinie* kann in erster Näherung in folgender Weise beschrieben werden:

- **Domäne 3: Anwendbarkeit der Leitlinie**

= Σ [(Ja-Antworten) zu Fragen (3.1. bis 3.4)]

Erreichbar sind maximal 6 (5) Punkte bei überregionalen (regionalen) Leitlinien

(da Frage 3.1. aus 3 Unterfragen besteht)

5 Formale Bewertung von Leitlinien – Ergebnisse

Dargestellt am Beispiel des Clearingverfahrens "Schmerztherapie für Tumorpatienten"*

Die Ergebnisse der formalen Leitlinienbewertung – unter Nutzung der oben angegebenen Methodik – sind ausführlich in Anhang 2 dargestellt.

Die numerischen Bewertungsergebnisse (Anzahl der mit „ja" beantworteten Fragen) wurden synoptisch dargestellt und miteinander verglichen (siehe Tab. 10).

Tab. 10: Ergebnisse der formalen Leitlinienbewertung
(Bsp. CV "Schmerztherapie bei Tumorpatienten"[55, 78])

Ranking nach Gesamt-punktzahl	Punk-te ge-samt	Land	Autor /Jahr	Domäne 1 Entw. max. 17 Pkt.	Domäne 2 Format max. 17 Pkt.	Domäne3 Anw. max. 6 Pkt.	Lit. Zitate	Entwick-lung Evi denz-basiert?	Son-stiges
1	33	USA	AHCPR / 1994	13 (LI/EB)	16	4	527	ja	(QI/QP /PV/TR)
1	33	D	AkdÄ / 2000	15 (LI/EB)	15	3	123	ja	(QI/QP /PV)
2	31	GB	SIGN / 2000	14 (LI/EB)	14	3	216	ja	
3	28	CAN	CMA / 1998	13 (LI/EB)	13	2	88	ja	(QI)
4	27	USA	ASA / 1996	12	13	2	(52)*	nein	
4	27	USA	SNM /1999	11	15	1	13	nein	(QI)
5	26	USA	CCOPGI / 1998	13 (LI/EB)	11	2	13	ja	
6	25	WHO	WHO / 1996	5	16	4	14	nein	(QI/QP)
7	24	WHO	WHO child / 1998	6 (LI)	14	4	41	nein	(QI/TR)
7	24	USA	APS / 1999	7	15	2	138	nein	(QI/QP /TR)
7	24	D	Minist. / 1994	4	15	5	0	nein	(QI)
8	23	D	DIVS / 1999	5	15	3	0	nein	
9	19	CAN	BCCAA / 1998	6	12	1	2	nein	

* modifiziert nach [78]

LI   Verknüpfung: Empfehlungen / Literatur

QI   Leitlinie nennt Qualitätsindikatoren

QP   Praxistest wurde durchgeführt

PV   Leitlinie liegt in einer Patientenversion vor

TR   Leitlinie ist Grundlage für Trainingsmaßnahmen

*   Literatur beim Verfasser hinterlegt

▭   Evidenzbasierte Leitlinien

Entsprechend der Form der Leitlinien-Checkliste werden die mit „ja" beantworteten Fragen zu den Domänen „Qualität der Leitlinienentwicklung", „Qualität von Inhalt und Format", „Qualität von Angaben zur Anwendung und Implementierung" getrennt dargestellt und diskutiert.

Tab. 11: Ergebnisse Domäne 1: Qualität der Leitlinienentwicklung (Bsp. CV "Schmerztherapie bei Tumorpatienten" [55, 78])

Checkliste Frage Nummer	AHCPR USA 1994	AkdÄ D 2000	SIGN GB 2000	CMA Can 1998	ASA USA 1996	SNM USA 1999	CCOPI USA 1998	WHO 1996	WHO (Child) 1998	APS USA 1999	Minist D 1994	DIVS D 1999	BCCA Can 1998
Verantwortlichkeit für die Leitlinienentwicklung													
1.1.	•	•	•	•	•	•	•	•	•	•	•	•	•
1.2./1.3			•	•			•	•	•		•		•
Autoren der Leitlinie													
1.4.	•	•	•	•	•	•	•	•	•	•	•		
1.5.	•	•	•	•			•	•	•	•		•	•
Identifizierung und Interpretation der Evidenz													
1.6.	•	•	•	•	•	•	•	•	•	•	•		
1.7.	•	•		•	•		•						
1.8.	•	•	•	•	•		•						
Formulierung der Leitlinienempfehlungen													
1.9.	•	•	•	•	•	•				•			•
1.10.	•	•			•	•	•						
1.11.	•	•	•		•	•							
1.12.	•	•		•									
Gutachterverfahren und Pilotstudien													
1.13./1.14		•	•	•	•	•	•						
1.15./1.16	•				•			•		•			

1.17.	●	●	●	●	●	●			●	●			●	●
Gültigkeitsdauer / Aktualisierung der Leitlinie														
1.18./1.19		●	●	●		●	●						●	●
Transparenz der Leitlinienerstellung														
1.20.		●	●											
1.21.	●	●	●	●	●	●	●							
Punkte Domäne 1	13	15	14	13	12	11	13	5	6	7	4	5	6
Punkte Gesamt	33	33	31	28	27	27	26	25	24	24	24	13	19
Evidenz-basierte Entwicklung	●	●	●	●			●						

☐ evidenzbasierte Leitlinien

5.1 Domäne 1: Qualität der Leitlinienentwicklung

5.1.1 Leitlinienautoren und –verantwortliche

Die für die Leitlinienentwicklung verantwortliche Institution sowie die Autoren der Leitlinie werden in fast allen Leitlinien genannt. Jedoch wurden die wesentlichen Betroffenen nicht in allen Leitlinien in die Entwicklung einbezogen, wesentliche Fachgruppen oder Patientenvertreter fehlten bzw. es existierten keine genaueren Angaben dazu.

Nur 7 der 13 Leitlinien zum Tumorschmerz informieren darüber, wie die Finanzierung der Leitlinienentwicklung erfolgte. Hier ist insbesondere von Interesse, ob eine Unterstützung durch Dritte erfolgte. Dabei kann sich die Förderung auf den gesamten Prozess der Entwicklung, Verbreitung und Implementierung beziehen oder auf Teile davon (z. B. den Druck der Leitlinie). Angesichts des Einflusses, den beispielsweise die Pharmaindustrie auch auf die Leitlinienentwicklung ausübt, wird hier mehr Transparenz gefordert [66].

5.1.2 Identifizierung und Interpretation der Evidenz

Wesentlichen Einfluss auf Akzeptanz der Leitlinie hat die Identifizierung und Interpretation der klinischen Belege für die Empfehlungen. Die Fragen 1.6 - 1.12 beziehen sich auf die Identifizierung und Auswahl der wissenschaftlichen Evidenz sowie die Formulierung der Leitlinienempfehlungen. Eine positive Beantwortung setzt voraus, dass die Such- und Auswahlstrategien nachvollziehbar dokumentiert sind und ein Verfahren zur Bewertung der Evidenzstärke angewendet wurde.

Leitlinien, die auf der Grundlage unsystematischer Literaturrecherchen erstellt oder ausschließlich als Resultat von Expertenkonsens zustande gekommen sind, werden international als unzureichend bewertet. Ihre besondere Schwäche liegt häufig in der mangelnden Berücksichtigung und unausgewogenen Würdigung des aktuellen Stands der medizinischen Wissenschaft und Erfahrung. Es ist anzunehmen, dass Leitlinien mit mangelhafter methodischer Qualität eher systematische Fehler (Bias) aufweisen und eine ineffektive oder sogar schädliche Praxis empfehlen als systematisch entwickelte, Evidenzbasierte Leitlinien [67].

Die Evidenzbasierte Strategie der Leitlinienentwicklung zielt darauf ab, mögliche systematische Verzerrungen (Bias) zu minimieren.

Die Evidenzbasierte Strategie der Leitlinienentwicklung ist gekennzeichnet durch

- die systematische Aufarbeitung und Zusammenstellung der besten verfügbaren wissenschaftlichen Evidenz (systematische Reviews, Metaanalysen),
- die Herleitung des in der Leitlinie empfohlenen Vorgehens aus der wissenschaftlichen Evidenz,
- die exakte Dokumentation des Zusammenhangs zwischen der jeweiligen Empfehlung und der zugehörigen Evidenz-Stufe.

Nach diesen Kriterien sind nur fünf der dreizehn nationalen Leitlinien zum Tumorschmerz Evidenzbasiert (AHCPR, AkdÄ, CMA, SIGN, CCOPGI).

In einer Leitlinie wurden wichtige Empfehlungen direkt mit der entsprechenden Literaturstelle belegt (WHO child), jedoch ohne eine vorherige Einordnung der Studiengüte in ein Evidenz-Schema.

Zwei Leitlinien aus dem unteren Drittel des Gesamtrankings (DIVS, Sozialministerium Baden-Württemberg) hatten ganz auf Belege für die Empfehlungen verzichtet. In diesen Leitlinien fand sich weder ein Literaturverzeichnis noch ein Hinweis darauf, wie die Empfehlungen zustande gekommen waren.

Helou et.al weisen darauf hin, dass die Auswahl und Formulierung der Evidenzbasierten Empfehlungen, die ausschließlich auf der kritischen Bewertung der Literatur beruht, problematisch ist [21].

Außerdem ist die Formulierung von Empfehlungen auf der Grundlage der wissenschaftlichen Evidenz nicht immer eindeutig. Häufig werden die Autoren mit Studienergebnissen unterschiedlichster Qualität und klinischer Relevanz konfrontiert, in denen eine Gewichtung der Aussagen notwendig wird. Auch in den Fällen, in denen zu bestimmten Fragestellungen keine oder nur unzureichende Evidenz vorliegt, gewinnt der Expertenkonsens an Gewicht [3; 5].

Deshalb sollte die Auswahl und Formulierung der Empfehlungen mit Hilfe *formalisierter* Konsensverfahren (z. B. Nominaler Gruppenprozess, Delphi-Technik) erfolgen [21]. Entsprechende Hinweise fanden sich jedoch nur in fünf Leitlinien.

Die Entwicklung und Implementierung von Leitlinien ist nicht interessenfrei [68] und berührt immer auch die Interessen unterschiedlicher Gruppen und Akteure im Gesundheitswesen. Dies kann unter Umständen einen stärkeren Einfluss auf die Leitlinienentwicklung haben als die wissenschaftliche Evidenz.

5.1.3   Gutachterverfahren und Pilotstudien

Die Begutachtung vor der Veröffentlichung durch unabhängige Reviewer und die Vortestung der Leitlinie können wichtige inhaltliche und praktische Hinweise aus Sicht der Anwender geben und gelten deshalb als wesentliches Qualitätsmerkmal für eine Leitlinie. Die Durchführung eines Pilotversuchs ist aufwendig und verlängert den Entwicklungsprozess erneut, da aufgrund der Ergebnisse der Vortestung unter Umständen entsprechende Änderungen an der Leitlinie vorgenommen werden müssen.

Bei sechs der Leitlinien zum Tumorschmerz wurde eine Begutachtung durch externe Dritte durchgeführt, aber nur vier Leitlinien wurden im Hinblick auf die Umsetzbarkeit der Empfehlungen vorab getestet.

5.1.4   Gültigkeitsdauer / Aktualisierung der Leitlinie

Leitlinien sollen den Stand der aktuellen wissenschaftlichen Erkenntnisse wiedergeben. Dazu ist Voraussetzung, dass sie aktuelle Forschungsergebnisse einbeziehen und neue

Fragestellungen aufgreifen. Sie sollten deshalb in regelmäßigen Abständen auf ihre Gültigkeit hin überprüft und gegebenenfalls überarbeitet werden. Angemessene Zeitintervalle sollten von den Autoren in Abhängigkeit von der Geschwindigkeit des Wissenszuwachses des jeweiligen Fachgebietes bestimmt werden. Bei Leitlinien, die im Internet veröffentlicht werden, findet sich häufig nicht einmal ein Hinweis auf das Datum der Fertigstellung, so dass der Nutzer häufig keine Chance hat, die Aktualität der Empfehlungen abzuschätzen.

Bei den analysierten Leitlinien haben nur sieben der dreizehn Autorengruppen einen Zeitpunkt angegeben, an dem sie eine Überarbeitung aus wissenschaftlicher Sicht für sinnvoll halten.

5.1.5   Transparenz der Leitlinienerstellung

Leitlinien sollten nur dann Berücksichtigung finden, wenn ihre Ziele, die bei der Erstellung benutzten Methoden und die den Empfehlungen zugrunde liegenden Quellen und Autoren genannt werden. Als geeignete Maßnahmen zur Herstellung von Transparenz gelten neben den bereits beschriebenen Aspekten die Ergänzung der Leitlinien durch so genannte Leitlinienreporte.

Eine zusammenfassende Darstellung der Methodik der Leitlinien-Erstellung wurde in den sieben formal besten Leitlinien zum Tumorschmerz gemacht.

Auch mögliche systematische Fehler in der Leitlinienentwicklung sollten berücksichtigt werden. Die Möglichkeit des Auftretens von systematischen Fehlern wurde nur in der Leitlinie der AkdÄ sowie der Leitlinie von SIGN angesprochen. Insbesondere wurde eingeräumt, dass es im Rahmen der Informationsselektion und -bewertung und durch Interessenkonflikte von Mitgliedern der Leitliniengruppe zu einer Beeinflussung der Empfehlungen kommen könnte. Deshalb müssen die Mitglieder der Leitliniengruppen eine Darlegung ihrer Interessen („declaration of interest") [5; 34] unterzeichnen und damit formal ihre Unabhängigkeit bestätigen.

5.1.6   Domäne 2: Inhalt und Format

Tab. 12: Ergebnisse Domäne 2: Inhalt und Format der Leitlinie
(Bsp. CV "Schmerztherapie bei Tumorpatienten" [55, 78])

Checkliste Frage Nummer	AHCPR USA 1994	AkdÄD D 2000	SIGN GB 2000	CMA Can 1998	ASA USA 1996	SNMM USA 1999	CCOPI USA 1998	WHO 1996	WHO (Child) 1998	APS USA 1999	MinistD 1994	DIVSD 1999	BCCA Can 1998
Ziele der Leitlinie													
2.1.	•	•	•	•	•	•	•	•	•	•	•		•
2.2.	•	•	•	•	•	•	•	•	•	•	•		•
Kontext (Anwendbarkeit / Flexibilität)													
2.3.	•	•	•	•	•	•	•	•	•	•		•	
2.4.	•	•	•	•	•	•	•	•	•	•	•	•	
2.5.	•	•	•		•	•	•	•	•	•	•	•	•
2.6.	•	•	•	•	•			•	•	•		•	•
Klarheit, Eindeutigkeit													
2.7.	•	•	•	•		•	•	•	•	•	•		•
2.8.a	•	•	•	•	•		•	•	•	•	•	•	•
2.8.b	•	•	•	•			•	•	•	•	•	•	•
2.9.	•	•	•	•	•	•	•	•	•	•	•	•	•
2.10.					•					•	•		
2.11.	•	•	•		•	•		•	•	•	•	•	•
2.12	•	•	•		•	•	•		•	•	•	•	•
Nutzen, Nebenwirkungen, Kosten, Ergebnisse													
2.13.	•	•	•	•	•	•	•	•	•	•	•	•	•
2.14.	•	•	•	•	•		•	•	•	•	•	•	•
2.15.	•	•					•					•	
2.16.	•						•			•	•		
Punkte Faktor 2	16	15	14	13	13	15	11	16	14	15	15	15	12
Punkte Gesamt	33	33	31	28	27	27	26	25	24	24	24	13	19

▭ Fragen, die nur in einzelnen Leitlinien dargelegt wurden (Schwachstellen)

Die Fragen zu Inhalt und Format der dreizehn ausgewählten Leitlinien konnten insgesamt zu einem sehr hohen Prozentsatz mit „ja" beantwortet werden (84 %).

Die unter Domäne 2 summierten Qualitätskriterien wurden von den meisten Leitlinienautoren berücksichtigt.

Eindeutige Schwachpunkte bot die Frage 2.10: Liegen differenzierte Empfehlungen zur Entscheidung hinsichtlich ambulanter oder stationärer Versorgung vor? Ein „ja" setzt voraus, dass wenigstens für die wichtigsten empfohlenen diagnostischen und therapeutischen Maßnahmen begründete Angaben vorliegen, ob eine ambulante oder stationäre Versorgung zweckmäßig und wirtschaftlich erscheint.

In der Mehrzahl der Leitlinien liegen hierzu keine Aussagen vor. Nur die Leitlinien der SNM, der APS sowie des Sozialministeriums Baden-Württemberg machen Aussagen hierzu.

Aus Sicht des Expertenkreises ist es eine wesentliche Voraussetzung für eine effektive Schmerztherapie, dass die strukturellen Voraussetzungen und die Aufgabenbereiche der einzelnen Versorgungsstufen beschrieben werden. Für niedergelassene Ärzte und Klinikärzte können so Bereiche definiert werden, in denen ihre Beteiligung erfolgen muss, aber auch Indikatoren definiert werden (Grenzen), bei denen die Patienten an eine höhere Versorgungsstufe weitergegeben werden sollten, z. B. die Aufnahme zur invasiven Behandlung bei Versagen der systemischen analgetischen Therapie.

5.1.7   Ziele der Leitlinie

Alle Leitlinien zum Tumorschmerz geben eine klare Begründung für die Auswahl des Themas. Diese sind zum Teil relativ allgemein beschrieben wie z. B. hohe Prävalenz des Krankheitsbildes, mangelhafte schmerztherapeutische Versorgung von Patienten mit Tumorschmerzen oder eine große Behandlungsvarianz.

Die konkreten Ziele, die durch die Umsetzung der Leitlinie erreicht werden sollen, sind vielschichtig. U. a. werden genannt: Verbesserung der Versorgung, Beseitigung von Wissenslücken, Verbesserung der Interdisziplinarität und Intensivierung der Kooperation zwischen ambulantem und stationärem Bereich, Abbau von Hemmnissen bei der Verordnung von Opioiden oder Befähigung der Patienten, an Entscheidungsprozessen teilzunehmen. Klare Zieldefinitionen sind eine unabdingbare Voraussetzung für die Evaluation der Leitlinie. In einer der analysierten Leitlinien war das Ziel nicht klar formuliert.

5.1.8 Kontext (Anwendbarkeit / Flexibilität)

Nicht in allen Leitlinien zum Tumorschmerz ist die Patientenzielgruppe, auf die sich die Leitlinie bezieht, eindeutig definiert. Die Antwort „ja" setzt voraus, dass z. B. Alter, Schweregrad und Stadium der Krankheit sowie relevante Begleiterkrankungen bei den Empfehlungen berücksichtigt werden. Insbesondere sollte klar werden, ob beispielsweise Dosierungsangaben für Medikamente für Kinder oder Erwachsene berechnet wurden. Daneben sollte auch die Anwenderzielgruppe der Leitlinie (z. B. Ärzte, Pflegepersonal, Patienten) sowie der Versorgungsbereich, für den die Empfehlungen gelten sollen, angegeben werden. Einige Leitlinien decken mehrere Zielgruppen gleichzeitig ab (AHCPR: Ärzte, Pflegepersonal, Patienten), andere wie z. B. die Leitlinie der American Society of Anesthesiologists sind primär für Anästhesisten geschrieben.

Die Mehrzahl der Leitlinien berücksichtigt bei den Empfehlungen die Präferenzen und Bedürfnisse der Patienten und beschreibt Situationen, in denen ein begründetes Abweichen von den vorgeschlagenen Vorgehensweisen gerechtfertigt ist, wie z. B. bei Auftreten von Nebenwirkungen oder Kontraindikationen. Die meisten Leitlinien weisen ausdrücklich auf die Notwendigkeit einer individuellen Therapieanpassung hin. Die Anwendbarkeit und Flexibilität sind in diesem Sinne in fast allen analysierten Leitlinien gegeben.

5.1.9 Klarheit, Eindeutigkeit

Leitlinien sollten das behandelte Gesundheitsproblem klar und eindeutig beschreiben. Die einzelnen Empfehlungen sollten logisch, leicht nachvollziehbar und übersichtlich präsentiert werden. Dabei müssen die verwendeten Formulierungen an den jeweiligen Nutzerkreis angepasst sein. Um eine rationale Entscheidung zu ermöglichen, sollten verschiedene Handlungsalternativen aufgelistet werden und Entscheidungskriterien für die Auswahl einer bestimmten Vorgehensweise angegeben werden. Aus den Empfehlungen sollte hervorgehen, welche Maßnahmen notwendig sind; aber auch, welche Maßnahmen nach dem aktuellen Wissensstand unzweckmäßig, überflüssig oder obsolet erscheinen.

Diese Anforderungen sind in fast allen Leitlinien zum Tumorschmerz erfüllt. Eine Ausnahme bilden die Leitlinie der ASA, in der das Ausgangsproblem nicht eindeutig beschrieben wird und nur indirekt abzuleiten ist sowie die Leitlinie der CCOPGI, die sich auf eine Positivauswahl der Empfehlungen beschränkt.

5.1.10 Nutzen, Nebenwirkungen, Kosten und Ergebnisse

Leitlinien sollten zumindest für die wichtigsten Empfehlungen Angaben über den erwarteten gesundheitlichen Nutzen machen. Dabei kann es sich um Angaben zu objektiven (z. B. Morbidität, Mortalität, klinische Symptome) oder subjektiven Ergebnisparametern (z. B. Lebensqualität) handeln, die mit den möglichen Risiken, Nebenwirkungen oder zusätzlichen Belastungen des empfohlenen Vorgehens abgewogen werden sollen. Alle untersuchten Leitlinien nehmen zu diesen Punkten Stellung und unterstützen auf diese Weise eine Therapieentscheidung.

Angaben über entstehende Kosten und Aufwendungen, die sich z. B. durch Personal, Medikamente oder strukturelle Voraussetzungen voraussichtlich aus den Empfehlungen ergeben, sind allerdings selten zu finden.

Das entspricht auch den Ergebnissen anderer Analysen [21; 44].

Nur drei der Leitlinien zum Tumorschmerz beschäftigen sich mit den Kosten für die empfohlene Therapie; u. a. die Leitlinie der WHO, deren Ziel es ist, die Empfehlungen weltweit zu implementieren. Sie berücksichtigt dass ein großer Teil der Patienten aus Entwicklungsländern stammt, in denen Medikamente preiswert und einfach verfügbar sein müssen. Auch die amerikanische Leitlinie der AHCPR weist mehrfach darauf hin, dass die finanziellen Möglichkeiten des Patienten bzw. seiner Krankenversicherung bei der Auswahl des Verfahrens berücksichtigt werden müssen.

Die Empfehlungen der Leitlinien sollten möglichst ergänzt werden durch Hinweise auf die Nutzen-Kosten-Relation [5].

Mit entsprechenden gesundheitsökonomischen Daten könnte die Frage, ob die Kosten für die Entwicklung und Implementierung der Leitlinie in einem angemessenen Verhältnis zum Nutzen stehen, beantwortet werden (Effizienz der Leitlinie). Darüber hinaus ist für die Leistungserbringer vor allem von Interesse, ob sie die empfohlenen Maßnahmen unter den gegebenen Budgetbedingungen auch effizient erbringen können.

Entsprechende gesundheitsökonomische Studien zu den Kosten gibt es hierzu bisher nur vereinzelt. Eine Entscheidung darüber, was nach § 70 SGB V notwendig und wirtschaftlich ist, bedarf jedoch zunächst eines Konsenses über die Grenzwerte von Kosten-Nutzen-Verhältnissen [5].

5.2 Domäne 3: Anwendung und Implementierung

Tab. 13: Ergebnisse Domäne 3: Anwendbarkeit der Leitlinie
(Bsp. CV "Schmerztherapie bei Tumorpatienten" [55, 78])

Check-liste Frage Nummer	AHC PR USA 1994	AkdÄ D 2000	SIGN GB 2000	CM A CAN 1998	ASA USA 1996	SN M USA 1999	CC OPI USA 1998	WH O 1996	WH O (Chil d) 1998	APS USA 1999	MINIS T D 1994	DIV S D 1999	BCC A CAN 1998
Verbreitung und Implementierung													
3.1.a	●	●	●	●			●	●	●	●	●	●	
3.1.b	●	●			●			●	●		●	●	
3.1.c	●							●	●		●		●
3.2.				●							●		
Überprüfung der Anwendung													
3.3.				●									
3.4.	●	●		●	●	●	●	●	●	●	●	●	
Punkte Faktor 3	4	3	3	2	2	1	2	4	4	2	5	3	1
Punkte Gesamt	33	33	31	28	27	27	26	25	24	24	24	13	19

☐ Fragen, die nur in einzelnen Leitlinien dargelegt wurden (Schwachstellen)

5.2.1 Verbreitung und Implementierung

Eine dauerhafte und wirksame Implementierung ist von vielen verschiedenen Faktoren abhängig und kann durch geeignete Maßnahmen und Instrumente gefördert werden. Hierzu sind eine Reihe von Maßnahmen bereits evaluiert worden (siehe Kapitel 1).

Einige davon, vor allem die vorwiegend passive Vermittlung der Inhalte durch Printmedien oder Vorträge auf Kongressen sind weitgehend ineffektiv, wenn es um tatsächliche Verhaltensänderungen im Versorgungsalltag geht. Da die Implementierung und spätere Evaluation der Leitlinie ein weiterer kostspieliger und aufwendiger Schritt ist, sollte über den Weg der Implementierung bereits bei der Konzeption der Leitlinie nachgedacht werden.

In den Leitlinien sollten deshalb konkrete Vorschläge zur Verbreitung und Implementierung vorliegen. Dabei kann es sich handeln um Angaben zur Nutzung etablierter Strukturen (z. B. Qualitätszirkel, Selbsthilfegruppen, Fachverbände), Veranstaltungen oder Materialien. Insbesondere können Kurzversionen, die Darstellung der wichtigsten Empfehlungen in Form von Algorithmen oder Flowcharts, Arzneimittellisten oder Übungsmaterialien hilfreich sein. Sie sollten auf die spezielle Zielgruppe zugeschnitten werden.

Auch die Verbreitung und Implementierung der Leitlinien mit Hilfe von Patienten wie z. B. durch geeignete Patientenversionen der Leitlinien kann einen starken Einfluss auf das Verhalten der Ärzte ausüben. Allerdings bieten nur drei Leitlinien eine kompatible Patientenversion an. Einstellungs- oder Verhaltensänderungen im Alltag werden darüber hinaus stark von persönlichen Faktoren und organisatorischen Rahmenbedingungen beeinflusst und sollten in den Empfehlungen berücksichtigt werden.

Die Mehrzahl der analysierten Leitlinien zum Tumorschmerz nennt einzelne Methoden und Instrumente, die erfolgreich zur Implementierung genutzt werden können (siehe Tab. 14).

Nur zwei der dreizehn analysierten Leitlinien beschreiben eine Strategie zur Implementierung der Leitlinie. Hinweise auf die regionale Anpassung für den eigenen Versorgungsbereich des Anwenders geben allerdings ebenfalls zwei der dreizehn Leitlinien, obwohl das Leitlinien-Tailoring (Anpassen und Zuschneiden von Leitlinien) eine effektive Maßnahme zur Steigerung der Akzeptanz nationaler Leitlinien ist [69].

Tab. 14: Implementierungsinstrumente der analysierten Leitlinien
          (Bsp. CV "Schmerztherapie bei Tumorpatienten" [55, 78])

Implementierungsinstrumente	Leitlinie
Kurzversion	AHCPR, AkdÄ, SIGN
Patientenversion	AHCPR, AkdÄ, CCOPG
Algorithmus / Flowchart	AHCPR, WHO 98, ASA
Fortbildungsmaßnahmen	WHO 98
Arzneimittellisten	alle Leitlinien
Doku-Module / Qualitätsindikatoren	AHCPR, AkdÄ, CMA, DIVS, SIGN
Fallvignetten	AHCPR, WHO 98, APS
Lokale Adaptation	AHCPR, SIGN
Defizitanalyse	AHCPR, WHO 96, AkdÄ, Minist. B-W., SIGN
Muster zum Ausfüllen von Therapie-Plänen, Rezepten, Schmerztagebüchern o.ä.	AHCPR, AkdÄ, Minist.B-W

5.2.2 Überprüfung der Anwendung

Die Überprüfung der Ergebnisqualität ist zentraler Bestandteil einer kontinuierlichen Qualitätsverbesserung.

Hierzu sollten Kriterien und Indikatoren genannt werden, die es dem Anwender ermöglichen, den Effekt der Leitlinienanwendung zu überprüfen (Ergebnisqualität). Diese Kriterien müssen eindeutig formuliert und einfach zu prüfen sein.

Da Schmerz ein sehr subjektives Phänomen ist, das von der Wahrnehmung des Patienten abhängig ist, ist es im Gegensatz zu anderen Erkrankungen wie z. B. Diabetes oder Hypertonus relativ einfach, die Ergebnisqualität der Schmerztherapie zu messen. Die Minimierung der Schmerzintensität ist ein einfacher Parameter für den Erfolg der Therapie. Fast alle Leitlinien zum Tumorschmerz nennen eine Liste von verschiedenen Möglichkeiten der Schmerzmessung wie z. B. visuelle Analogskalen.

Darüber hinaus sollte eine Leitlinie Ziele, Methoden und Kriterien beschreiben, mit denen evaluiert werden kann, in welchem Ausmaß (Compliance) und von wem die Leitlinie angewandt wird. Bei den zum Teil enormen Kosten für die Entwicklung und Implementierung der Leitlinien ist es erstaunlich, dass sich kaum eine Autorengruppe mit der Evaluation beschäftigt hat.

6 Leitlinien-Clearingverfahren 1999-2005: Ergebnisse*

6.1 Formale/methodische Leitlinien-Bewertung

Zwischen 1999 und 2004 wurden insgesamt 15 Leitlinien Clearingverfahren durchgeführt. In chronologischer Reihenfolge wurden dazu Clearingberichte zu folgenden Themen erstellt:

- Hypertonie
- Schmerztherapie bei Tumorpatienten
- Akuter Rückenschmerz
- Diabetes mellitus Typ 2
- Asthma bronchiale
- Koronare Herzkrankheit
- Depression
- COPD
- Diabetes mellitus Typ 1
- Mammakarzinom
- Herzinsuffizienz
- Chronischer Rückenschmerz
- Demenz
- Schlaganfall
- Kolorektales Karzinom

Insgesamt wurden dabei 261 Leitlinien bewertet. Im Mittel waren es 17 Leitlinien, die pro Verfahren aus der mittels systematischer Leitlinien-Recherche gefundenen Gesamtmenge für die detaillierte methodische Bewertung ausgewählt wurden.

---

* modifiziert nach [86]

Das Verfahren mit der geringsten Anzahl bewerteter Leitlinien war das CV "Kolorektales Karzinom" (7 LL), das mit der höchsten Zahl bewerteter Leitlinien war das CV "Herzinsuffizienz" (31 LL).

Wie am Beispiel des Clearingverfahrens „Schmerztherapie bei Tumorpatienten" beschrieben, mussten die Leitlinien jeweils bestimmte Einschlusskriterien erfüllen, um in ein Clearingverfahren eingeschlossen zu werden. Grundsätzlich galten folgende Voraussetzungen:

- LL in deutscher oder englischer Sprache, oder entsprechende Übersetzungen,
- LL mit überregionaler Gültigkeit,
- keine Einschränkungen hinsichtlich der Versorgungsbereiche,
- nicht älter als 10 Jahre.

Es wurden sowohl LL eingeschlossen, die im Rahmen von Leitlinienprogrammen erstellt worden waren, als auch solche einzelner Fachgesellschaften oder Institutionen.

Das Publikationsjahr der eingeschlossenen Leitlinien lag zwischen 1991 und 2004, im Mittel zwischen 1997 CV "Akuter Rückenschmerz" und 2003 CV "Kolorektales Karzinom".

Bezogen auf die in der Checkliste „Methodische Qualität von Leitlinien" enthaltenen drei Domänen der Qualität von Leitlinien (Qualität der Leitlinienentwicklung, Inhalt und Format, Anwendbarkeit) ergeben sich für die in den Clearingverfahren bewerteten Leitlinien folgende Ergebnisse.

6.1.1 Qualität der Leitlinienentwicklung (Domäne 1)

Hier kann eine maximale Punktzahl von 17 erreicht werden, wenn alle Fragen der Checkliste, die sich auf folgende Themen beziehen, mit "ja" beantwortet werden:

- Verantwortlichkeit für die Leitlinienentwicklung, Offenlegung potentieller Interessenkonflikte,
- Nennung der Autoren,
- Methoden zur Evidenzbasierung,
- Methoden zur Formulierung der Empfehlungen (z. B. formale Konsensverfahren),
- Verfahren zur externen Begutachtung der Leitlinien,
- Angaben zur Gültigkeitsdauer und geplanten Aktualisierung,
- Vorhandensein eines Methodenberichtes.

Tab. 15: Ergebnisse Domäne 1: Qualität der Leitlinienentwicklung (alle CV)

Clearingverfahren	Mittlerer Wert	Minimaler Wert	Maximaler Wert
Hypertonie	9,5	5	15
Schmerztherapie bei Tumorpatienten	9,3	4	15
Akuter Rückenschmerz	7,6	3	14
Diabetes mellitus Typ 2	4,3	2	10
Asthma bronchiale	6,8	2	14
Koronare Herzkrankheit	7,4	2	15
Depression	5,6	2	11
COPD	5,4	1	12
Diabetes mellitus Typ 1	5,4	1	12
Mammakarzinom	6	2	10
Herzinsuffizienz	7,6	2	16
Chronischer Rückenschmerz	5,2	2	14
Demenz	6,2	1	14
Schlaganfall	6,7	1	13
Kolorektales Karzinom	9,4	5	14

In dieser Domäne wird über alle Verfahren eine mittlere Punktzahl von 6,8 - entsprechend 40,2% erreicht. In keinem der Clearingverfahren wird eine der Leitlinien mit der maximal zu erreichenden Punktzahl von 17 bewertet. Die mit 16 Punkten am höchsten bewertete Leitlinie entstammt dem Clearingverfahren "Herzinsuffizienz". Es handelt sich um eine Leitlinie des Scottish Intercollegiate Guidelines Network (SIGN) aus dem Jahr 2002. Die Leitlinien mit der niedrigsten Punktzahl entstammen den Clearingverfahren "Schlaganfall", "Demenz" und "Diabetes mell. Typ 1" . Alle drei sind von Organisationen aus den USA oder Kanada erstellt, die keine Leitlinienprogramme betreiben, sondern nur zu einem bzw. zu ausgewählten Themen Leitlinien erstellen bzw. erstellt haben.

6.1.2 Qualität von Inhalt und Format (Domäne 2)

In der Domäne, welche Fragen zu Inhalt und Format der Leitlinien stellt, können ebenfalls maximal 17 Punkte erreicht werden. Die Fragen innerhalb dieser Domäne beziehen sich auf folgende Themenbereiche:

- Zielformulierung,
- Adressaten der Leitlinie,
- Patientenzielgruppe,
- Darstellung und Identifizierbarkeit der Empfehlungen,
- Darstellung differenzierter Empfehlungen für verschiedene Versorgungsebenen,
- Nutzen, Risiko und Kosten der Leitlinienempfehlungen.

Tab. 16: Ergebnisse Domäne 2: Inhalt und Format der Leitlinien (alle CV)

Clearingverfahren	Mittlerer Wert	Minimaler Wert	Maximaler Wert
Hypertonie	14,3	7	17
Schmerztherapie bei Tumorpatienten	14,2	11	16
Akuter Rückenschmerz	10,6	2	17
Diabetes mellitus Typ 2	11,4	8	15
Asthma bronchiale	9,8	6	14
Koronare Herzkrankheit	10	6	12
Depression	10,8	6	13
COPD	10,5	6	14
Diabetes mellitus Typ 1	10,7	5	16
Mammakarzinom	9,8	5	13
Herzinsuffizienz	10,4	4	14
Chronischer Rückenschmerz	8,7	3	15
Demenz	10,2	7	13
Schlaganfall	10,5	3	15
Kolorektales Karzinom	10,3	7	16

Insgesamt werden in dieser Domäne die höchsten Punktzahlen erreicht. Der mittlere Punktwert beträgt 10,8 – entsprechend 63,6% der maximal zu erreichenden Punkte.

In zwei der Verfahren (Hypertonie und Akuter Rückenschmerz) erreichen Leitlinien die maximal mögliche Punktzahl von 17. Die Leitlinie aus dem Verfahren "Akuter Rückenschmerz" ist die einer Gruppe (Clinical Standards Advisory Group) aus Großbritannien aus dem Jahr 1994. Die Leitlinie des CV "Hypertonie" ist die der kanadischen Heart and Stroke Foundation aus dem Jahr 1999. Die geringste Punktzahl erhalten Leitlinien aus dem Clearingverfahren "Schlaganfall" und "Chronischer Rückenschmerz". Die Leitlinie zum Thema "Schlaganfall" wurde von der European Stroke Initiative im Jahr 2003 veröffentlicht, die Leitlinie zum Thema "Chronischer Rückenschmerz" ist eine der deutschen Gesellschaft für Sozialmedizin und Prävention, ebenfalls aus dem Jahr 2003. Allerdings muss bei letzterer einschränkend hinzugefügt werden, dass sie sich explizit dem Thema der sozialmedizinischen Leistungsbeurteilung widmet und nur auf Wunsch der am Verfahren beteiligten Experten überhaupt einbezogen wurde.

6.1.3   Qualität der Anwendbarkeit (Domäne3)

Hier kann eine maximale Punktzahl von 6 erreicht werden, wenn alle Fragen der Checkliste, die sich auf folgende Themen beziehen, mit ja beantwortet werden:

- Implementierungshilfen,
- Barrieren der LL-Implementierung,
- Kriterien zur Überprüfung der LL-Anwendung,
- Kriterien zur Evaluation der Leitlinie,
- Qualitätsindikatoren.

Tab. 17: Ergebnisse Domäne 3: Anwendbarkeit der Leitlinien (alle CV)

Clearingverfahren	Mittlerer Wert	Minimaler Wert	Maximaler Wert
Hypertonie	3,1	0	6
Schmerztherapie bei Tumorpatienten	2,8	1	5
Akuter Rückenschmerz	2,2	0	5
Diabetes mellitus Typ 2	2,3	1	3
Asthma bronchiale	1,4	0	3
Koronare Herzkrankheit	1,2	0	4
Depression	1,3	0	3

Clearingverfahren	Mittlerer Wert	Minimaler Wert	Maximaler Wert
COPD	0,7	0	2
Diabetes mellitus Typ 1	1,7	0	4
Mammakarzinom	1,7	0	5
Herzinsuffizienz	1,2	0	4
Chronischer Rückenschmerz	1,1	0	3
Demenz	1,4	1	3
Schlaganfall	1,4	0	5
Kolorektales Karzinom	1,7	0	3

In der Domäne Anwendbarkeit offenbaren sich über alle Clearingverfahren die deutlichs-
ten Qualitätsmängel. Insgesamt erreichen die Leitlinien hier lediglich eine mittlere Punktzahl von 1,7 - entsprechend 28% des Maximalwertes.

In 12 der 15 Verfahren sind Leitlinien eingeschlossen, die keinen Punkt in dieser Domäne
erhalten. Die im Mittel am schlechtesten bewerteten Leitlinien finden sich im Clearingverfahren "COPD". Hier erhalten 8 der 19 Leitlinien 0 Punkte in dieser Domäne. Die höchste
und maximale Punktzahl erhält eine Leitlinie des amerikanischen Institute for Clinical
System Integration aus dem Clearingverfahren "Hypertonie". Über alle in die Verfahren
eingeschlossenen Leitlinien gilt, dass insbesondere die Fragen nach der Ableitung von
Qualitätsindikatoren sowie nach Kriterien, mittels welcher der Effekt der jeweiligen Leitlinie evaluiert werden kann, nahezu immer negativ beantwortet werden müssen.
Zusammenfassend ergibt sich die in Tabelle 17 dargestellte Bewertung der methodischen Qualität aller eingeschlossenen Leitlinien, sortiert nach der erreichten Gesamtpunktzahl:

Tab. 18: Methodische Qualität (alle CV)

Clearingverfahren	Entw / n	Entw / %*	Form / n	Form / %*	Anwend / n	Anwend / %*	Gesamt / n	Gesamt / %*
Hypertonie	9,5	55,9	14,3	84,1	3,1	51,7	26,9	67,3
Schmerztherapie bei Tumorpatienten	9,3	54,7	14,2	83,5	2,8	46,7	26,3	65,8
Kolorektales Karzinom	9,4	55,3	10,3	60,6	1,7	28,3	21,4	53,5
Akuter Rückenschmerz	7,6	44,7	10,6	62,4	2,2	36,7	20,4	51,0
Herzinsuffizienz	7,6	44,7	10,4	61,2	1,2	20,0	19,3	48,3
Koronare Herzkrankheit	7,4	43,5	10	58,8	1,2	20,0	18,6	46,5
Schlaganfall	6,7	39,4	10,5	61,8	1,4	23,3	18,5	46,3
Diabetes mellitus Typ 2	4,3	25,3	11,4	67,1	2,3	38,3	18	45,0
Asthma bronchiale	6,8	40,0	9,8	57,6	1,4	23,3	17,9	44,8
Demenz	6,2	36,5	10,2	60,0	1,4	23,3	17,9	44,8
Depression	5,6	32,9	10,8	63,5	1,3	21,7	17,8	44,5
Diabetes mellitus Typ 1	5,4	31,8	10,7	62,9	1,7	28,3	17,8	44,5
Mammakarzinom	6	35,3	9,9	58,2	1,7	28,3	17,4	43,5
COPD	5,4	31,8	10,5	61,8	0,7	11,7	16,5	41,3
Chronischer Rückenschmerz	5,2	30,6	8,7	51,2	1,1	18,3	15	37,5
Mittlerer Wert	**6,8**	**40,2**	**10,8**	**63,6**	**1,6**	**28,0**	**19,3**	**48,3**
Maximaler Wert	**9,5**	**55,9**	**14,3**	**84,1**	**3,1**	**51,7**	**26,9**	**67,3**
Minimaler Wert	**4,3**	**25,3**	**8,7**	**51,2**	**0,7**	**11,7**	**15,0**	**37,5**

% = der in dieser Domäne max. erreichbaren Punktzahl

Die in das Leitlinien Clearingverfahren "Hypertonie" einbezogen Leitlinien erreichen in allen Domänen, und somit auch im Gesamtwert, die höchsten Punktzahlen. Die in das Clearingverfahren "Chronischer Rückenschmerz" eingeschlossenen Leitlinien werden insgesamt am schlechtesten bewertet. Eine Ausnahme ergibt sich, wie oben bereits erwähnt, lediglich in der Domäne Anwendbarkeit. Hier schneiden die in das Clearingverfahren "COPD" eingeschlossenen Leitlinien mit durchschnittlich 0,7 Punkten (11,7%) am schlechtesten ab.

6.1.4 Entwicklung über die Zeit

Die anfänglich beschriebenen vielfältigen Aktivitäten im Themenbereich "Leitlinien" seit Mitte der 90iger Jahre würden eine Qualitätsverbesserung der Leitlinien im Verlauf der Jahre vermuten lassen, die sich an besseren Ergebnissen der Bewertung der eingeschlossenen Leitlinien zeigen müsste.

Im Mittel liegt das Publikationsjahr der eingeschlossenen Leitlinien zwischen 1997 und 2003.

Die ältesten Leitlinien wurden im Rahmen des Clearingverfahrens "Akuter Rückenschmerz" beurteilt, die aktuellsten Leitlinien im CV "Kolorektales Karzinom". Zwischen den beiden Verfahren beträgt der Unterschied bezogen auf die älteste Leitlinie 7 Jahre (1992 versus 1999), bezogen auf die aktuellsten Leitlinien 4 Jahre (2000 versus 2004).

Tab. 19: Alter der in die CV eingeschlossenen Leitlinien

Clearingverfahren	Anzahl LL	Älteste LL	Jüngste LL	Median
Hypertonie	11	1995	1999	1998
Schmerztherapie bei Tumorpatienten	13	1994	2000	1998
Akuter Rückenschmerz	15	1992	2000	1997
Diabetes mellitus Typ 2	16	1993	2001	1999
Asthma bronchiale	16	1995	2001	1998
Koronare Herzkrankheit	23	1995	2002	2000
Depression	20	1991	2001	2000
COPD	20	1995	2003	2000
Diabetes mellitus Typ 1	18	1999	2003	2000
Mammakarzinom	16	1997	2003	2001
Herzinsuffizienz	31	1995	2004	2001
Chronischer Rückenschmerz	22	1994	2004	2001
Demenz	18	1997	2003	2001
Schlaganfall	15	1997	2004	2002
Kolorektales Karzinom	7	1999	2004	2003

Zur Beantwortung der Frage nach der potentiellen Verbesserung der Leitlinienqualität werden die Verfahren betrachtet, in die aktuelle Leitlinien eingeschlossen sind, die im Mittel ab 2000 publiziert sind. Betrachtet man das zugeordnete "Ranking" der Clearingverfahren, in Abhängigkeit von der durch die methodische Bewertung erreichten Gesamtpunktzahl (Tabelle 19), dann lässt sich kein zeitlicher Zusammenhang erkennen.

Tab. 20: Leitlinien ab 2000

Clearingverfahren	Älteste LL	Jüngste LL	Median	Ranking nach Gesamtpunktzahl
Herzinsuffizienz	1995	2004	2001	5
Demenz	1997	2003	2001	9
Mammakarzinom	1997	2003	2001	13
Chronischer Rückenschmerz	1994	2004	2001	15
Schlaganfall	1997	2004	2002	7
Kolorektales Karzinom	1999	2004	2003	3

Gleiches gilt, wenn den Clearingverfahren mit den ältesten eingeschlossenen Leitlinien das Ranking entsprechend der Gesamtpunktzahl gegenübergestellt wird (Tabelle 20), hier wäre eine besonders geringe Punktzahl der methodischen Bewertung zu erwarten, also ein besonders schlechtes Ranking.

Tab. 21: Leitlinien vor 2000

Clearingberichte	Älteste LL	Jüngste LL	Median	Ranking nach Gesamtpunktzahl
Akuter Rückenschmerz	1992	2000	1997	4
Hypertonie	1995	1999	1998	1
Schmerztherapie bei Tumorpatienten	1994	2000	1998	2
Asthma bronchiale	1995	2001	1998,5	10
Diabetes mellitus Typ 2	1993	2001	1999	8

Die erwartete Qualitätsverbesserung kann auch hier nicht dargestellt werden.

Diagramm 1: Leitlinien-Qualität / Zeitliche Entwicklung

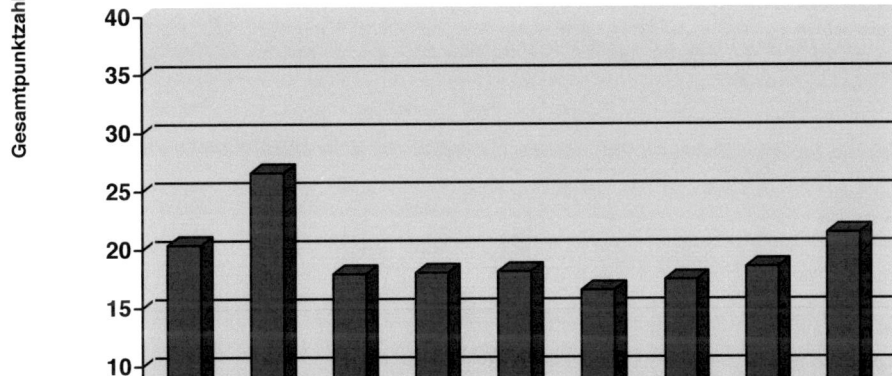

Eine mögliche Ursache für das Ausbleiben der erwarteten Qualitätsverbesserung kann im Einfluss der Subjektivität auf die Beurteilung der Leitlinienqualität liegen. Es ist vorstellbar, dass im Verlauf der Clearingverfahren und einem zunehmenden Bewusstsein über die methodischen Qualitätsanforderungen an Leitlinien, die Bewertungen strenger geworden sind und daher bei den neueren Verfahren, welche jüngere Leitlinien einbeziehen, eine relativ gesehen schlechtere Beurteilung resultiert.

Die Gegenüberstellung der beiden Clearingverfahren mit den ältesten und jüngsten Leitlinien (Tabelle 21) unterstützt diese Vermutung, die jedoch nur durch die Neubewertung aller in die Clearingverfahren eingeschlossenen Leitlinien be- bzw. widerlegt werden könnte.

Tab. 22: Gegenüberstellung CV "Kolorektales Karzinom" / CV "Akuter Rückenschmerz"

Clearingberichte	Entw /n	Entw / %	Form / n	Form / %	Anwend /n	Anwend / %	Gesamt /n	Gesamt / %
Kolorektales Karzinom Alter LL – med 2003	9,4	55,3	10,3	60,6	1,7	28,3	21,4	53,5
Akuter Rückenschmerz Alter LL – med 1997	7,6	44,7	10,6	62,4	2,2	36,7	20,4	51,0

6.1.5   Leitlinien deutscher Organisationen

In alle Verfahren sind auch Leitlinien deutscher Institutionen eingeschlossen worden. Insgesamt sind 36 deutsche Leitlinien bewertet worden, im Mittel 2,5 Leitlinien (15%) pro Verfahren. Das CV mit dem höchsten Anteil deutscher Leitlinien (40%) ist "Akuter Rückenschmerz", das mit dem niedrigsten Anteil (5%) "COPD".

Tab. 23: Deutsche Leitlinien / Methodische Qualität

Clearingverfahren	LL erstellende Organisation	Jahr der LL-Publikation
Hypertonie	AkdÄ	1998
Hypertonie	Hochdruckliga	1998
Schmerztherapie bei Tumorpatienten	AkdÄ	2000
Akuter Rückenschmerz	AkdÄ	2000
Akuter Rückenschmerz	DGSS	1992
Akuter Rückenschmerz	DGSS	1995
Akuter Rückenschmerz	DGSS	2000
Akuter Rückenschmerz	DGPMR chron	1997
Akuter Rückenschmerz	DGPMR akut	1997
Diabetes mellitus Typ 2	FkS	2000
Asthma bronchiale	AkdÄ	2001
Asthma bronchiale	Atemwegsliga	1998
Koronare Herzkrankheit	DGK Intervent	1999
Koronare Herzkrankheit	DGK	1998

Clearingverfahren	LL erstellende Organisation	Jahr der LL-Publikation
Depression	AkdÄ	1997
Depression	DGPPN	2000
COPD	Atemwegsliga	2002
Diabetes mellitus Typ 1	DDG	2003
Diabetes mellitus Typ 1	FkS	2000
Mammakarzinom	AGO	2002
Herzinsuffizienz	DGPK	1998
Herzinsuffizienz	AkdÄ	2001
Herzinsuffizienz	DGK	2001
Chronischer Rückenschmerz	AkdÄ	2000
Chronischer Rückenschmerz	DGPMR-a	1997
Chronischer Rückenschmerz	DGPMR-b	1997
Chronischer Rückenschmerz	DGN-a	2002
Chronischer Rückenschmerz	DGN-b	2002
Chronischer Rückenschmerz	DGNeuroradio	1998
Chronischer Rückenschmerz	DGOOC	2002
Chronischer Rückenschmerz	DGSP	2003
Demenz	AkdÄ	2000
Demenz	DGN	2003
Demenz	DGPPN	2000
Schlaganfall	AkdÄ	1999
Schlaganfall	DGN	2003
Kolorektales Karzinom	DGC	2004

Neun der 36 bewerteten deutschen Leitlinien entstammen dem Programm der Arzneimittelkommission der deutschen Ärzteschaft (AkdÄ), die an insgesamt 9 der Clearingverfahren teilnahm.

Ein Vergleich der Qualität der eingeschlossenen deutschen und internationalen Leitlinien zeigt insgesamt ein gutes Ergebnis für die deutschen Leitlinien. Die in der folgenden Tabelle aufgeführten 13 Leitlinien (36% aller deutschen LL) erreichen eine Gesamtpunktzahl der methodischen Qualität, die über dem im jeweiligen Clearingverfahren erzielten Mittel liegt.

Die Leitlinien sind entsprechend der erreichten Gesamtpunktzahl von oben nach unten sortiert, jeweils in der Zeile darunter ist der mittlere Punktwert des jeweiligen Clearingver-fahrens angegeben.

Tab. 24: Deutsche Leitlinien / Ranking nach methodischer Qualität (Teil 1)

Clearingverfahren	Organi-sation	Jahr der LL-Pub.	Entw /n	Form / n	Anwend /n	Gesamt /n
Schmerztherapie bei Tumorpatienten	AkdÄ	2000	15	15	3	33
CV / Mittel			9,3	14,2	2,8	26,3
Asthma bronchiale	AkdÄ	2001	14	14	3	31
CV / Mittel			6,8	9,8	1,4	17,9
Hypertonie	AkdÄ	1998	11	15	4	30
CV / Mittel			9,5	14,3	3,1	26,9
Kolorektales Karzinom	DGC	2004	14	11	3	28
CV / Mittel			9,4	10,3	1,7	21,4
Akuter Rückenschmerz	AkdÄ	2000	13	13	2	28
CV / Mittel			7,6	10,6	2,2	20,4
Herzinsuffizienz	AkdÄ	2001	11	14	1	26
CV / Mittel			7,6	10,4	1,2	19,3
Diabetes mellitus Typ 1	DDG	2003	12	12	2	26
CV / Mittel			5,4	10,7	1,7	17,8
Schlaganfall	AkdÄ	1999	11	13	1	25
CV / Mittel			6,7	10,5	1,4	18,5
Chronischer Rücken-schmerz	AkdÄ	2000	11	13	1	25
CV / Mittel			5,2	8,7	1,1	15
COPD	Atem-wegsliga	2002	11	12	1	24
CV / Mittel			5,4	10,5	0,7	16,5
Demenz	AkdÄ	2000	9	12	3	24
CV / Mittel			6,2	10,2	1,4	17,9
Diabetes mellitus Typ 2	FkS	2000	4	14	2	20
CV / Mittel			4,3	11,4	2,3	18

Der Tabelle ist zu entnehmen, dass die gute Qualitätsbeurteilung deutscher Leitlinien ganz wesentlich auf den Einfluss des Leitlinienprogramms der Arzneimittelkommission zurückzuführen ist. Von den neun in allen CV enthaltenen Leitlinien der AkdÄ schneiden acht Leitlinien überdurchschnittlich (bezogen auf des jeweilige Verfahren) gut ab.

In einer zweiten Tabelle sind die Leitlinien deutschsprachiger Organisationen aufgeführt, deren Gesamtpunktzahl der methodischen Qualität, unter dem im jeweiligen Clearingverfahren erzielten Mittel liegt.

Die Leitlinien sind entsprechend der erreichten Gesamtpunktzahl von oben nach unten sortiert, jeweils in der Zeile darunter ist der mittlere erreichte Punktwert des jeweiligen Clearingverfahrens angegeben.

Tab. 25: Deutsche Leitlinien / Ranking nach methodischer Qualität (Teil 2)

Clearingverfahren	Organi-sation	Jahr der LL-Pub.	Entw /n	Form / n	Anwend /n	Gesamt /n
Hypertonie	Hoch-druckliga	1998	5	7	4	16
CV / Mittel			9,5	14,3	3,1	26,9
Mammakarzinom	AGO	2002	6	9	1	16
CV / Mittel			6	9,8	1,7	17,4
Herzinsuffizienz	DGK	2001	6	10	0	16
Herzinsuffizienz	DGPK	1998	3	4	0	7
CV / Mittel			7,6	10,4	1,2	19,3
Depression	AkdÄ	1997	2	12	1	15
Depression	DGPPN	2000	2	12	1	15
CV / Mittel			5,6	10,8	1,3	17,8
Demenz	DGPPN	2000	3	11	1	15
Demenz	DGN	2003	6	7	1	14
CV / Mittel			6,2	10,2	1,4	17,9
Akuter Rückenschmerz	DGSS	1992	4	9	1	14
Akuter Rückenschmerz	DGSS	1995	5	6	2	13
Akuter Rückenschmerz	DGSS	2000	5	7	0	12
Akuter Rückenschmerz	DGPMR chron	1997	4	4	0	8
Akuter Rückenschmerz	DGPMR akut	1997	4	2	0	6
CV / Mittel			7,6	10,6	2,2	20,4
Schlaganfall	DGN	2003	4	10	0	14

Clearingverfahren	Organi-sation	Jahr der LL-Pub.	Entw /n	Form / n	Anwend /n	Gesamt /n
CV / Mittel			6,7	10,5	1,4	18,5
Chronischer Rückenschmerz	DGPMR-b	1997	4	8	1	13
Chronischer Rückenschmerz	DGPMR-a	1997	4	6	1	11
Chronischer Rückenschmerz	DGOOC	2002	3	6	1	10
Chronischer Rückenschmerz	DGNeuro-radio	1998	2	6	1	9
Chronischer Rückenschmerz	DGN-a	2002	2	5	1	8
Chronischer Rückenschmerz	DGN-b	2002	2	5	1	8
Chronischer Rückenschmerz	DGSP	2003	3	3	1	7
CV / Mittel			5,2	8,7	1,1	15
Asthma bronchiale	Atemwegs-liga	1998	2	10	0	12
CV / Mittel			6,8	9,8	1,4	17,9
Koronare Herzkrankheit	DGK Inter-vent	1999	3	9	0	12
Koronare Herzkrankheit	DGK	1998	4	6	0	10
CV / Mittel			7,4	10	1,2	18,6

Ein eindeutiger Effekt hinsichtlich besserer methodischer Qualität neuerer Leitlinien lässt sich auch für die deutschsprachigen Organisationen nicht nachweisen. Eine Interpretation der Ergebnisse ist vor dem Hintergrund der möglichen Verzerrung durch die große Anzahl von Leitlinien der AkdÄ nur eingeschränkt möglich.

Diagramm 2: Deutsche Leitlinien / Qualität (Teil 1)

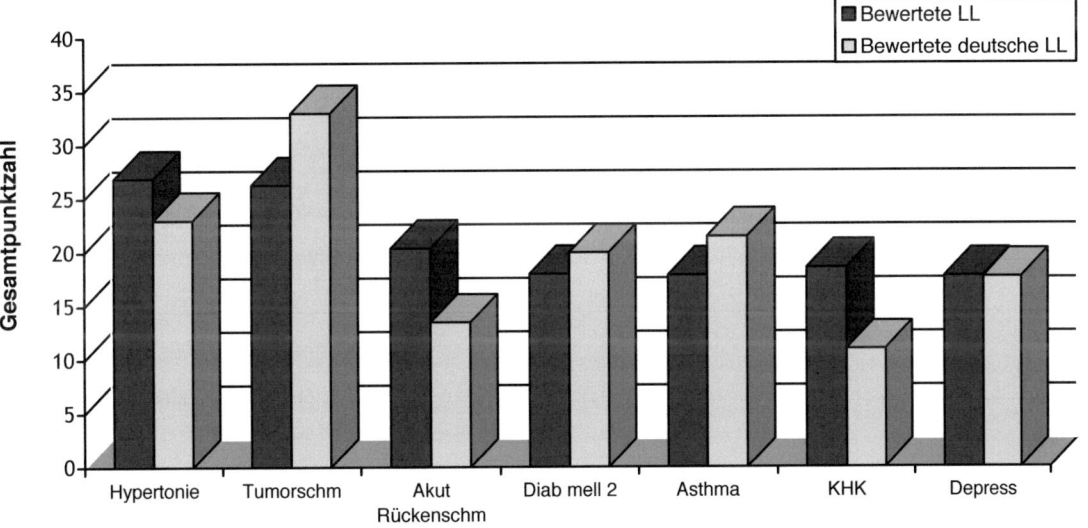

Diagramm 3: Deutsche Leitlinien / Qualität (Teil 2)

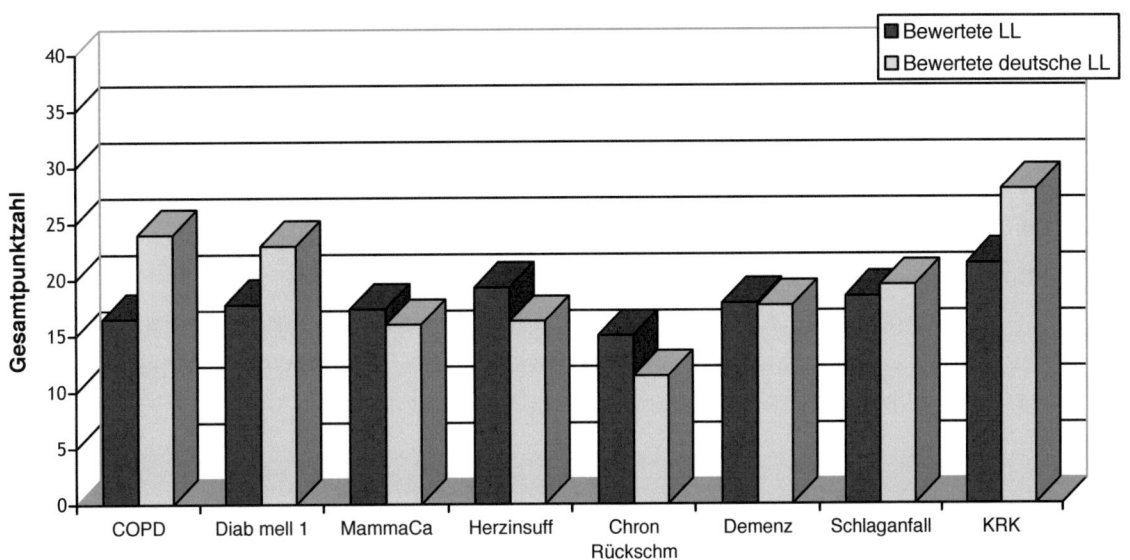

6.1.6   Leitlinien internationaler Organisationen

Aus der Arbeit der internationalen AGREE Collaboration (Appraisal of Guidelines for Research and Evaluation) ist bekannt, dass Leitlinien, die im Rahmen so genannter Leitlinien-Programme erstellt werden, im allgemeinen eine höhere methodische Qualität haben als solche, die als Einzelprojekte erstellt werden [70]. Im folgenden sind daher die
Ergebnisse der Beurteilung der methodischen Qualität der von internationalen Leitlinien-
organisationen erstellten Leitlinien dargestellt. Nur solche Organisationen sind in die Be-
trachtung eingeschlossen, die an mehr als fünf Clearingverfahren beteiligt waren. Dies
sind Veterans Health Administration (VHA) / USA, Institute for Clinical Systems Improvement (ICSI) / USA, Scottish Intercollegiate Guidelines Network (SIGN) / Großbritannien,
New Zealand Guidelines Group (NZGG) / Neuseeland, Finish Medical Society Duodecim
(Duodecim) / Finnland und die Weltgesundheitsorganisation (WHO).

Tab. 26: Leitlinien-Programme / Methodische Qualität

LL-Organisation	Land	Anzahl ein-geschlosse-ner LL	davon methodische Qualität über-durchschnittl.		davon methodische Qualität unter-durchschnittl.	
AkdÄ	Deutschland	9	8	(89%)	1	
VHA	USA	7	7	(100%)		
ICSI	USA	14	13	(93%)	1	
SIGN	GB	13	13	(100%)		
NZGG	Neuseeland	5	5	(100%)		
Duodecim	Finnland	9			9	(100%)
WHO		8			7	(87,5%)

Der Darstellung ist zu entnehmen, dass für die innerhalb von Leitlinien-Programmen entwickelten Leitlinien eine große Übereinstimmung hinsichtlich ihrer methodischen Qualität
in den verschiedenen Clearingverfahren besteht. Es zeigt sich ein Trend der besseren
methodischen Qualität der innerhalb von Programmen erstellten Leitlinien, der allerdings,
wie das Beispiel der finnischen Organisation und das der WHO zeigen, nicht verallge-
meinert werden kann.

6.2   Bewertung der inhaltlichen Angemessenheit von Leitlinien

Die beschriebene formale Bewertung der Leitlinienmethodik lässt nur eine bedingte Aussage über deren inhaltliche Qualität und Angemessenheit zu. Für eine solche Beurteilung ist zunächst zu trennen zwischen der Frage nach der "Richtigkeit" der Aussagen bzw. der Empfehlungen und der Frage nach der Angemessenheit des Leitlinien-Inhalts. Die Angemessenheit des Leitlinien-Inhalts bezieht sich darauf, ob die in der Versorgung der Patienten aufkommenden relevanten Fragen auch tatsächlich durch die Leitlinie beantwortet werden, bzw. die Leitlinie die im Behandlungsverlauf kritischen Entscheidungssituationen benennt und zu diesen Empfehlungen abgibt.

Die Beurteilung der „Richtigkeit" der Leitlinien-Empfehlungen steht dabei in Analogie zur kritischen Bewertungen der methodischen Qualität von Studien, wie sie im Rahmen der Anwendung der Evidenzbasierten Medizin durchgeführt wird. Die Validität von Studienresultaten und analog dazu von Leitlinien-Empfehlungen ist dann höher, wenn bestimmte methodische Grundvoraussetzungen bei der Studienplanung- und -durchführung, in Analogie der Leitlinienerstellung, beachtet werden. Gute methodische Qualität ist dabei eine unabdingbare aber noch keine hinreichende Voraussetzung für die inhaltliche Qualität von Studien und/oder Leitlinien [80]. Die Beurteilung der inhaltlichen "Richtigkeit" von Leitlinien-Empfehlungen wäre nur durch deren systematische Kontrolle möglich. Diese würde eine erneute systematische Recherche, Bewertung und Auswertung der Literatur erfordern. Selbst bei diesem Vorgehen blieben Fragen offen, da bei der Auswahl, kritischen Bewertung – wie die Bezeichnung schon verdeutlicht – und Interpretation von Studien immer die Perspektive, unter welcher die Studien betrachtet werden, eine entscheidende Rolle spielt. Die Überprüfung der „Richtigkeit" von Leitlinien-Empfehlungen stellt daher neben dem erheblichen Aufwand auch aus methodischer Sicht eine Herausforderung dar.

Die zweite Frage, die nach der Angemessenheit des Leitlinieninhalts, lässt sich durch Pilot- und Praxistests der Leitlinien, sowie durch deren Integration in einen kontinuierlichen Zyklus der Qualitätsverbesserung erreichen.

Im Rahmen des Clearingverfahrens wurde die Beurteilung der inhaltlichen Korrektheit und Angemessenheit durch moderierte Diskussionen in Expertenkreisen (Fokusgruppen) durchgeführt. Diese Fokusgruppen, auf deren ausgewogene Zusammensetzung und Unabhängigkeit besonderer Wert gelegt wurde, überprüften und diskutierten die inhaltlichen Vorgaben der Leitlinien und erstellten in einem mehrstufigen Verfahren Mustervor-lagen für zukünftige Leitlinien zum jeweiligen Thema.

Vorbildliche Passagen aus den bewerteten Leitlinien wurden dabei zitiert und sollen ins-besondere zukünftigen Leitlinienautoren zeigen, welche Inhalte in welcher Form in einer Leitlinie zum Thema dargestellt werden sollten. Zur Veranschaulichung ist ein Auszug aus dem Clearingbericht „Schlaganfall" dargestellt. Es war nie der Anspruch des Clea-ringverfahrens die oben dargestellte Frage nach der „Richtigkeit" der Leitlinien-Empfehlungen zu beurteilen.

Abb. 7: Auszug Clearingbericht "Schlaganfall"

D.7.2 Versorgungsort

Problem

Die Organisation der Akutversorgung hat einen entscheidenden Einfluss auf die Mortalität und die verbleibenden Einschränkungen der Funktionsfähigkeit für Personen mit einem Schlaganfall. Unter dem Begriff der „Stroke Units" werden unterschiedliche Formen der Organisation der Akutversorgung in Krankenhäusern verstanden. Die skandinavischen Modelle der Versorgung unterscheiden sich von denjenigen in Deutschland in einer Reihe von Kriterien. Es ist daher notwendig, dass eine Leitlinie nicht nur in allgemeiner Form auf „Stroke Units" verweist, sondern zu den Kriterien einer „Stroke Unit" Stellung nimmt. Die Leitlinie sollte dazu Stellung nehmen, was die Vorraussetzungen für Kliniken sind, Schlaganfälle in der Akutphase zu behandeln. Da die internationalen Leitlinien und auch die bisherigen nationalen Leitlinien uneinheitlich sind, sollten nationale Versorgungsstrukturen für die Akutphase definiert werden. Weiterhin sollte die Leitlinie zu den Schnittstellen zwischen Akut- und Rehaklinik einerseits und zwischen Akutklinik und ambulanter Nachbehandlung andererseits Stellung nehmen. Es sollten Indikationskriterien für die Weiterversorgung nach der Akutphase dargelegt werden. Die Angehörigen sind in allen Phasen der Schlaganfallbehandlung einzubeziehen, also auch in der Akutphase.

Vorschlag

Eine Leitlinie soll

- Stellung nehmen zur Frage, welche Patienten mit einem akuten Schlaganfall in eine Klinik eingewiesen werden sollten.
- darlegen, welche Organisationsformen die Kliniken für die Akutversorgung von Schlaganfallpatienten bieten sollten.
- Stellung beziehen, welche konzeptionelle, organisatorische und personelle Struktur die spezialisierten Stationen für Schlaganfallpatienten aufweisen sollten.
- beschreiben, wie die Angehörigen in der Akutphase einbezogen und unterstützt werden können.
- Varianten für die Versorgung in ländlichen Regionen und unter anderen besonderen Rahmenbedingungen vorschlagen.

Beispiel 11: Spezialisierte Schlaganfallversorgung

Bewertete Leitlinie 11 (Royal College of Physicians. National clinical guidelines for stroke), 3.1.

Ausgewählt wegen übersichtlicher Darstellung der spezialisierten Schlaganfallversorgung unter Einbezug der Sichtweisen der Bezugspersonen.

3.1 Diagnosis and investigations

Effective early management of acute stroke and transient ischaemic attack can reduce mortality and morbidity as well as reducing waste of scarce health and social services resources. The evidence from the Stroke Units Trialists' Collaboration shows that nonspecialist disorganised care costs lives, increases dependency and is not cost effective.

3.1.1 Investigation and management of patients with transient ischaemic attack

The risk of developing a stroke after a hemispheric TIA can be as high as 20% within the first month, with the greatest risk within the first 72 hours.

Recommendations

a Patients first seen in the community with TIA, or with a stroke but having made a good recovery when seen, should be assessed and investigated in a specialist service (eg neurovascular clinic) as soon as possible within seven days of the incident (**B***)

b Patients likely to have a diagnosis of TIA should be prescribed an alternative antiplatelet

---

2005

7   Anwendung / Konsequenzen des Clearing-verfahrens*

Den Abschluss eines jeden Verfahrens stellte dessen Publikation in Form des Leitlinien-Clearingberichtes dar. Nach der Verabschiedung des Berichtes durch die Mitglieder der „Erweiterten Planungsgruppe" erfolgte die Veröffentlichung in der Schriftenreihe des ÄZQ (s. Anhang 3).

In erster Linie waren die Clearingberichte Empfehlungen für die Schwerpunktsetzung für das methodische und inhaltliche Vorgehen bei der Entwicklung zukünftiger Leitlinien zum Thema. Zusätzlich ermöglicht die Darstellung der Ergebnisse bestimmte Bausteine einzelner Leitlinien für unterschiedliche Zwecke zu verwenden (s. Abbildung 8)

Abb. 8: Einsatzmöglichkeiten der Leitlinien-Clearingberichte

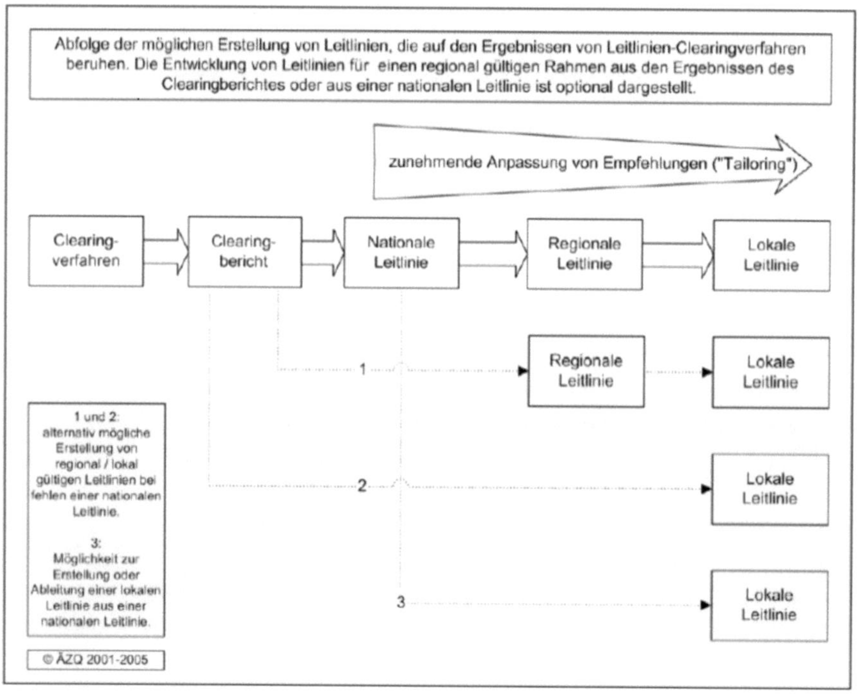

---

* modifiziert nach [86]

Ein so genannter Maßnahmenkatalog, der im Rahmen jedes Clearingverfahrens erstellt wurde, enthält an die Organe und Gremien der Selbstverwaltung, an Fachgesellschaften und Berufsverbände und weitere Organisationen gerichtete Empfehlungen zur Umsetzung der Ergebnisse des Clearingverfahrens auf den verschiedenen Ebenen des deutschen Versorgungssystems (Bsp. s. Anhang 5).

7.1   Anwendungsbeispiele

Neben dem abschließend zu beschreibenden und diskutierenden indirekten Einfluss des Leitlinien-Clearingverfahrens auf die Diskussion zum Thema „Leitlinienqualität" in Deutschland werden bzw. wurden die konkreten Ergebnisse bei vielen Projekten verwendet und eingesetzt.

Im Folgenden werden einige dieser konkreten Anwendungsbeispiele dargestellt.

Darüber hinaus sind im Anhang 9 Publikationen aufgeführt, die sich auf das gesamte und/oder auf einzelne Clearingverfahren beziehen und die Umsetzung bzw. konkrete Anwendung der Ergebnisse beinhalten.

7.1.1   Disease-Management-Programme

Als ein Beispiel können die Disease-Management-Programme (DMPs) genannt werden, bei deren Erstellung die Ergebnisse der Clearingverfahren unmittelbar verwendet werden konnten. Im Folgenden wird aus der Einleitung der "Begründung zu den Anforderungen an strukturierte Behandlungsprogramme für Brustkrebs" vom 21.06.05 zitiert [81]:

.....In einem zweiten Schritt wurden die Anforderungen mit den Empfehlungen und Aussagen von aktuellen evidenzbasierten Leitlinien verglichen, die in der Methodikbewertung des Leitlinien-Clearingverfahrens "Mammakarzinom" des ÄZQ mit der höchsten Punktzahl bewertetet wurden. Die transparente und explizite Verknüpfung der in den Leitlinien abgegebenen Empfehlungen mit der zu Grunde liegenden Evidenz war unabdingbare Voraussetzung für deren Berücksichtigung........

Die im Rahmen des CV "Mammakarzinom" durchgeführte systematische Recherche nach Leitlinien und deren methodische Bewertung wurde bei der Formulierung der Inhalte des DMPs unmittelbar angewendet.

Auch bei den übrigen DMPs wurden Ergebnisse von Clearingverfahren in vergleichbarer Weise verwendet.

7.1.2 Leitlinien, nationale

Wie ursprünglich von den Initiatoren des Clearingverfahrens geplant und intendiert, flossen und fließen die Ergebnisse der Clearingerfahren unmittelbar in die Erstellung neuer Leitlinien ein. Als Beispiel kann die S3 Leitlinie "Depression" genannt werden, die zurzeit unter Federführung der Deutschen Gesellschaft für Psychiatrie, Psychotherapie und Nervenheilkunde (DGPPN) erstellt wird. Aus dem im Rahmen des CV "Depression" erstellten modellhaften Inhaltsverzeichnis wurden mittels eines formalisierten Konsensverfahrens die durch die Leitlinie zu beantwortenden Schlüsselfragen identifiziert und ausgewählt. Zur Erstellung der Leitlinie ist geplant wenn möglich auf bereits existierende Leitlinien zurückzugreifen. Deren Auswahl orientiert sich an der im Clearingbericht vorgenommenen systematischen Recherche und methodischen Bewertung der Leitlinien.

Ein sehr ähnliches Vorgehen wurde auch bei der ersten Erstellung der "Interdisziplinären S3 Leitlinie für die Diagnostik und Therapie des Mammakarzinoms der Frau" der Deutschen Krebsgesellschaft gewählt.

7.1.3 Leitlinien, regionale

Bei den von der Leitliniengruppe Hessen – Hausärztliche Pharmakotherapie gemeinsam mit der PMV forschungsgruppe der Universität zu Köln herausgegebenen Leitlinien zur hausärztlichen Versorgung, handelt es sich, zumindest in Teilen, um so genannte Leitlinien-Adaptationen. Wenn vorhanden werden bereits vorliegende nationale Leitlinie guter methodischer Qualität zur Empfehlungsbegründung herangezogen. Liegt zu einem Thema ein Leitlinien Clearingbericht vor, so wird das Ergebnis bei der Auswahl der zu verwendenden Quell-Leitlinien berücksichtigt bzw. verwendet [76].

7.1.4   Behandlungspfade

Bei der Erstellung Evidenzbasierter Behandlungspfade bietet sich die Verwendung nationaler Leitlinien als Evidenzquelle (Quelle aufbereiteter Evidenz) an, da es den meisten Gruppen nicht möglich ist, eine entsprechende systematische Literaturrecherche und -bewertung durchzuführen. Liegen methodisch hochwertige Leitlinien zum Thema vor, ist eine solche Neubearbeitung auch nicht erforderlich. In einem Projekt der Sana-Kliniken zur Erstellung Evidenzbasierter Behandlungspfade wurden die Leitlinien Clearingberichte zur Identifikation der zum Thema vorliegenden Leitlinien guter methodischer Qualität ausgewertet. Bei den Formulierungen der Maßnahmen innerhalb der Behandlungspfade wurde dann jeweils ein Abgleich der Inhalte mit dem der methodisch validen Leitlinien durchgeführt [77].

7.2   Methodische Weiterentwicklung

Neben den beschriebenen konkreten Anwendungen hat das Clearingverfahren insgesamt einen großen Einfluss auf die Diskussion um die methodische Leitlinienqualität sowohl in Deutschland, als auch international, ausgeübt.

7.2.1   Deutsches Instrument zur methodischen Bewertung von Leitlinien (DELBI)

Das gemeinsam von der Arbeitsgemeinschaft der Wissenschaftlichen Medizinischen Fachgesellschaften und dem ÄZQ im Juni 2005 herausgegebene neue Instrument zur Bewertung der methodischen Qualität von Leitlinien "DELBI" stellt eine Weiterentwicklung zu der im Clearingverfahren verwendeten "Checkliste zur Beurteilung der methodischen Qualität" dar. Wesentlicher Impuls zur Neufassung wurde durch die in den Clearingverfahren gemachten Erfahrungen gegeben. Insbesondere konnten im Rahmen des Verfahrens erkannte Unzulänglichkeiten und Mängel der vormaligen Checkliste mit dem neuen Instrument behoben werden. Die in DELBI enthaltenen Anforderungen an Leitlinien stehen in weitgehender Übereinstimmung mit dem europäischen AGREE Instrument, in dessen Entwicklung bereits die Erfahrungen aus dem Leitlinien-Clearingverfahren eingeflossen sind [75].

7.2.2   Empfehlungen des Europarates

Die vom Europarat 2001 herausgegebenen Empfehlungen "Entwicklung einer Methodik für die Ausarbeitung von Leitlinien für optimale medizinische Praxis" berücksichtigen wesentlich die im Rahmen des *Deutschen Leitlinien Clearingverfahrens* gemachten Erfahrungen [3].

7.2.3   Patientenbeteiligung

Die CV "Mammakarzinom" und "Kolorektales Karzinom" wurden unter Beteiligung von Patienten/innen durchgeführt. Diese nahmen als gleichberechtigte Mitglieder an den so genannten Fokusgruppen, also den Expertenkreisen teil. Beide Patientenvertreter/innen arbeiteten aktiv in entsprechenden Selbsthilfeorganisationen und verfügten über Erfahrungen in der Gremienarbeit. Die in den beiden Clearingverfahren gemachten Erfahrungen können als ausgesprochen positiv bezeichnet werden. Insbesondere hinsichtlich der Beurteilung der inhaltlichen Angemessenheit der eingeschlossenen Leitlinien sowie der Angemessenheit der vielen Leitlinien begleitenden Patienteninformationen gaben die Patientenvertreter wichtige Hinweise. Darüber hinaus wirkte sich ihre Anwesenheit positiv auf die Expertenkreistreffen aus, deren Arbeitsatmosphäre durch ihren „moderierenden" Einfluss als besonders konstruktiv und angenehm beschrieben wurde. Die Verständlichkeit und Lesbarkeit der Clearingberichte als solche wurde durch die kritische Durchsicht der „Laien" gesteigert, die inhaltliche Relevanz der in den Clearingberichten gemachten Aussagen für nicht ärztliche Zielgruppen konnte durch die Patientenvertreter wesentlich gesteigert werden. Die gemachten Erfahrungen flossen in die Konzeption eines Verfahrens zur Patientenbeteiligung am Programm für Nationale Versorgungs-Leitlinien ein [82].

7.3   Implementierung

Nicht zuletzt die Ergebnisse der Clearingverfahren haben deutlich gemacht, dass zwar auch im Bereich der Leitlinienentwicklung weiterhin Bedarf und Möglichkeiten einer Verbesserung bestehen, aber die entscheidenden Qualitätsdefizite im Bereich der Leitlinienimplementierung liegen [83]. Entsprechende Hinweise internationaler Leitliniengruppen gab es bereits ab Mitte der 90iger Jahre. Dem entsprechend offenbaren auch die im

Rahmen der Clearingverfahren bewerteten internationalen Leitlinien in der Domäne Anwendbarkeit und Evaluation die größten Qualitätsmängel.

Die Anwendung und Wirkung von Leitlinien in der täglichen Patientenversorgung ist von einer Reihe von komplexen Bedingungen abhängig. Besondere Bedeutung kommt dabei der systematischen Verbreitung (Disseminierung) und Einführung von Leitlinien in die Praxis (Implementierung) zu [71]. Erkenntnisse über Voraussetzungen für die Berücksichtigung von Leitlinien im ärztlichen Alltag werden bisher bei der „Leitlinienarbeit" nicht ausreichend berücksichtigt [84]. Um den Transfer von Handlungsempfehlungen in individuelles Handeln bzw. Verhalten von Ärzten und anderen Leistungserbringern, von Patienten und anderen Betroffenen erfolgreich zu gestalten, müssen verschiedene, sich ergänzende Maßnahmen getroffen werden [72]. Dazu gehören edukative, finanzielle, organisatorische und / oder regulatorische Strategie [73].

In Deutschland existiert bisher kein einheitliches Vorgehen zur flächendeckenden Implementierung von Leitlinien. Die vorrangig praktizierte, überwiegend passive Verbreitung der Leitlinieninhalte (z. B. durch Printmedien oder Frontalvorträge) ist weitgehend ineffektiv, wenn es um tatsächliche Verhaltensänderungen von Ärztinnen und Ärzten geht [28; 48].

So zeigt eine Studie zum leitlinienbasierten Wissen niedergelassener Ärzte in Deutschland, dass es bisher nicht gelungen ist, Basiswissen zur Diagnostik und Therapie der Hypertonie mit Hilfe von Leitlinien so zu vermitteln, dass es aktiv verfügbar bleibt [74].

Es wird daher empfohlen bereits vor dem Entschluss zur Entwicklung einer Leitlinie Überlegungen zu Form, Aufwand und Kosten von Disseminierung und Implementierung anzustellen und diese im gesamten Erstellungsprozess zu berücksichtigen [3; 9]. Diesen Forderungen wird auch durch das neue *Deutsche Instrument zur methodischen Leitlinien-Bewertung* (DELBI) Rechnung getragen [75]. In Ergänzung zu dem beschriebenen europäischen Instrument zur Leitlinien-Bewertung wird hier in der Domäne 7 „Anwendbarkeit im deutschen Gesundheitswesen" insbesondere auf die Unterstützung der Implementierung abgehoben.

7.4 Evaluation

In den Clearingverfahren wurden die Leitlinien auch daraufhin überprüft, ob innerhalb der Leitlinien ein Vorgehen benannt ist, um aus Empfehlungen Indikatoren abzuleiten bzw.

ob in der Leitlinie bereits Indikatoren benannt werden, mittels welcher die Effektivität der Leitlinie gemessen werden kann. Wie bereits erwähnt fehlt in fast allen Leitlinien die für die Evaluation unerlässliche Benennung (Evidenzbasierter) Qualitätsindikatoren. Es gilt hier in Zukunft ein Bewusstsein dafür zu schaffen, Evaluation als integralen Bestandteil des Leitliniensystems zu begreifen [85]. Die Ergebnisse der Clearingverfahren haben gerade hier bei den beteiligten Experten wesentlich dazu beitragen können, diesen Punkt zunehmend in den Fokus des Interesses zu rücken.

8   Ausblick

Im Rahmen einer ausführlichen Standortbestimmung kamen 2005 die Bundes-ärztekammer, die Deutsche Krankenhausgesellschaft, die Kassenärztliche Bundes-vereinigung und die Gesetzliche Rentenversicherung als Träger und Partner des Clea-ringverfahrens beim ÄZQ übereinstimmend zu der Auffassung, dass

- die ursprünglich in den Kooperationsverträgen für das Clearingverfahren festge-schriebenen Ziele weitgehend erreicht worden seien (siehe Tab. 27) und

- eine Neuausrichtung des bisherigen Verfahrens erforderlich sei.

Tab. 27: Erreichte Ziele des Leitlinien-Clearingverfahrens beim ÄZQ 1999-2005

- Identifizierung / Darlegung der besten verfügbaren Leitlinien

- Verbreitung der Methodologie und Nutzung Evidenzbasierter Leitlinien

- Motivation der Fachgesellschaften zur Optimierung ihrer Leitlinien

- Implementierung des Leitliniengedankens im Bereich der Selbstverwaltung im Ge-sundheitswesen

- Etablierung eines nationalen Forums zum Austausch über Evidenzbasierte Gesund-heitsversorgung

- Internationale Platzierung der deutschen Leitlinienszene

Die Neuausrichtung sollte dabei den veränderten fachlichen und politischen Rahmenbe-dingungen Rechnung tragen.

Zu den fachlichen Rahmenbedingungen gehören u. a.:

- weite Verbreitung der Kenntnisse über gute Leitlinienqualität,
- weite Verbreitung der Kenntnisse der Evidenzbasierten Medizin,
- konsequente Weiterentwicklung der Leitlinienmethodik gemeinsam durch die AWMF und das ÄZQ,
- Globalisierung der Leitlinienarbeit durch internationale Kooperation zwischen Leitlinienagenturen im Rahmen des Guidelines International Network,
- zunehmender Bedarf an Aussagen zur inhaltlichen Angemessenheit ergänzend zur formalen Qualitätsdarlegung von Leitlinien,
- zunehmender Bedarf an Nationalen Versorgungsleitlinien.

Die politischen Rahmenbedingungen des Leitlinien-Clearingverfahrens beim ÄZQ hatten sich seit der Novellierung des SGB V von 2003 dadurch geändert, dass die Bewertung von Leitlinien für prioritäre Versorgungsbereiche als eine der Aufgaben des Institutes für Qualität und Wirtschaftlichkeit im Gesundheitswesen (IQWiG) gesetzlich festgeschrieben wurde.

Vor diesem Hintergrund wurden im Jahre 2005 die folgenden zwei Szenarien für die Fortführung einer Kooperation der Partner des Clearingverfahrens diskutiert:

Szenario 1:

Weiterentwicklung des "Leitlinien-Clearingverfahrens" in ein "Clearingverfahren für Evidenz und Leitlinien in der Medizin" (Ziel: Identifizierung und formale sowie inhaltliche Bewertung von Leitlinien und anderen Quellen aufbereiteter Evidenz zu ausgewählten Themenbereichten).

Szenario 2:

Beteiligung der Partner des Clearingverfahrens am Programm für Nationale Versorgungsleitlinien, in dessen Rahmen das Konzept und die Methodik des Leitlinien-Clearingverfahrens seit 2002 realisiert wird.

Da kein politischer Konsens über Rahmenbedingungen und Ziele einer solchen Partnerschaft erzielt werden konnte, endete die 1999 begonnene vertragliche und programmatische Kooperation der Spitzenorganisationen der Selbstverwaltung im deutschen Gesundheitswesen auf dem Gebiet der Leitlinienarbeit zum 31.5. 2005.

Es bleibt zu wünschen, dass das Konzept des Leitlinien-Clearingverfahrens, nämlich das einer staatsfernen Institutionalisierung der Leitlinienarbeit in primärer Verantwortung der Leistungserbringer, aber unter breiter Einbeziehung aller Betroffener (wie vom Europarat 2001 – in Kenntnis und unter Berücksichtigung der deutschen Erfahrungen im Umgang mit Leitlinien – in seinen Empfehlungen zur Leitlinien-Methodik proklamiert), auch weiter in Deutschland Bestand haben wird.

Nur so wird man erreichen, dass Leitlinien nicht primär als Ausfluss der überbordenden Administrierung unseres Gesundheitssystems, sondern als wesentlicher Bestandteil von Qualitätssicherung und Qualitätsförderung zugunsten unserer Patienten begriffen werden.

Inwieweit die Initiierung einer nationalen Initiative zur LL-Implementierung oder gar eines "Clearingverfahrens" zum Thema Implementierung eine sinnvolle und Erfolg versprechende Maßnahmen darstellen könnten, müsste diskutiert werden.

Bezüglich des Themas der Leitlinien-Evaluation, stellen die neben dem CV parallel erstellten Arbeiten zum Thema der Qualitäts-Indikatoren und deren Ableitung z. B. aus Evidenzbasierten Leitlinien wesentliche Vorarbeiten dar. Das im Dezember 2004 veröffentlichte Positionspapier „Qualitätsindikatoren in Deutschland" macht unter anderem Vorschläge zur Entwicklung und Implementierung Evidenzbasierter Qualitätsindikatoren, sowie zum Abbau der aktuellen Mehrfachentwicklung und –erhebung von Qualitätsindikatoren im deutschen Gesundheitswesen. Hierbei kommt den Leitlinien eine zentrale Rolle bei der Entwicklung der Indikatoren zu, den Indikatoren eine zentrale Rolle bei der Evaluation der Leitlinien.

9 Literaturverzeichnis

1. Bundesärztekammer (BÄK), Kassenärztliche Bundesvereinigung (KBV). Beurteilungskriterien für Leitlinien in der medizinischen Versorgung - Beschlüsse der Vorstände der Bundesärztekammer und Kassenärztlicher Bundesvereinigung, Juni 1997. Dt Arztebl 1997;94(33):A-2154-5.

2. Field MJ, Lohr KN, Institute of Medicine, Committee to Advise the Public Health Service on Clinical Practice Guidelines. Clinical practice guidelines: Directions for a new program. Washington DC: National Academy Press; 1990.

3. Europarat. Entwicklung einer Methodik für die Ausarbeitung von Leitlinien für optimale medizinische Praxis. Empfehlung Rec(2001)13 des Europarates und Erläuterndes Memorandum. Deutschsprachige Ausgabe. Z Arztl Fortbild Qualitatssich 2002;96 Suppl III:1-60.

4. Ollenschläger G, Thomeczek C, Bungart B, Lampert U, Arndt S, Kolkmann FW, Oesingmann U. Das Leitlinien-Clearingprogramm der Selbstverwaltungskörperschaften im Gesundheitswesen. Ein Projekt zur Qualitätsförderung in der Medizin. Gesundheitswesen 1999;61(3):105-11.

5. Arbeitsgemeinschaft der Wissenschaftlichen Medizinischen Fachgesellschaften (AWMF), Ärztliche Zentralstelle Qualitätssicherung (ÄZQ). Das Leitlinien-Manual von AWMF und ÄZQ. Z Arztl Fortbild Qualitatssich 2001;95 Suppl 1:1-84.

6. Bundesärztekammer (BÄK), Kassenärztliche Bundesvereinigung (KBV). Gemeinsame Stellungnahme zum Qualitätsmanagement. 1998 [cited: 2006 Jan 12]. Available from: www.azq.de

7. Ollenschläger G, Helou A, Lorenz W. Kritische Bewertung von Leitlinien. In: Kunz R, Ollenschläger G, Raspe H, editors. Lehrbuch Evidenzbasierte Medizin in Klinik und Praxis. Köln: Dt. Ärzte-Verl.; 2000. p. 156-76.

8. Field MJ, Lohr KN. Guidelines for clinical practice: from development to use. Washington DC: Institute of Medicine; 1992.

9. Muir Gray JA. Evidence-based health care. London: Churchill Livingstone; 1997.

10. Deming WE. Out of the crisis. Quality, productivity and competitive position. Cambridge: Cambridge University Press; 1982.

11. Kraus F. Wie ließe sich die ärztliche Behandlung der Kranken angesichts der jetzigen wirtschaftlichen Notlage der Bevölkerung sparsam und doch sachgemäß gestalten? Dtsch Med Wochenschr 1924;50:391-3.

12. Sachverständigenrat für die Konzertierte Aktion im Gesundheitswesen. Gesundheitsversorgung und Krankenversicherung 2000: Eigenverantwortung, Subsidarität

und Solidarität bei sich ändernden Rahmenbedingungen. Baden-Baden: Nomos Verlagsgesellschaft; 1994.

13. Antes G, Bassler D, Forster J, Ollenschläger G. Die methodische Qualität von Leitlinien-dargestellt am Beispiel "Asthma bronchiale". Z Arztl Fortbild Qualitatssich 1998;92:295-7.

14. Ollenschläger G, Helou A, Kostovic-Cilic L, Perleth M, Raspe HH, Rienhoff O, Selbmann HK, Oesingmann U. Die Checkliste zur methodischen Qualität von Leitlinien. Ein Beitrag zur Qualitätsförderung ärztlicher Leitlinien. Z Arztl Fortbild Qualitatssich 1998;92(3):191-4.

15. Helou A, Ollenschläger G. Ziele, Möglichkeiten und Grenzen der Qualitätsbewertung von Leitlinien. Ein Hintergrundsbericht zum Nutzermanual der Checkliste "Methodische Qualität von Leitlinien". Z Arztl Fortbild Qualitatssich 1998;92(5):361-5.

16. Lauterbach KW, Lubecki P, Oesingmann U, Ollenschläger G, Richard S, Straub C. Konzept eines Clearingverfahrens für Leitlinien in Deutschland. Z Arztl Fortbild Qualitatssich 1997;91(3):283-8.

17. Lampert U, Bungart B, Arndt S, Thomeczek C, Ollenschläger G. Der Online-Informationsdienst "LEITLINIEN-IN-FO". Ein Beitrag zum Qualitätsmanagement im Gesundheitswesen. Z Arztl Fortbild Qualitatssich 1999;93(1):39-44.

18. Gesundheitsministerkonferenz. Ziele für eine einheitliche Qualitätsstrategie im Gesundheitswesen. 1999 [cited: 2006 Jan 12]. Available from: http://www.g-ba.de/cms/front_content.php?client=1&lang=1&parent=153&subid=153&idcat=157&idart=331

19. Bundesärztekammer (BÄK), Kassenärztliche Bundesvereinigung (KBV). Das Leitlinien-Clearingverfahren von Bundesärztekammer und Kassenärztlicher Bundesvereinigung in Zusammenarbeit mit der Deutschen Krankenhausgesellschaft und den Spitzenverbänden der Gesetzlichen Krankenversicherungen, Ziele und Arbeitsplan. Dt Arztebl 1999;96:A-2105-6.

20. Hermann C. Strukturreform-Steuerung von Überkapazitäten im Gesundheitswesen. Mengensteuerung durch Regelungen der Qualitätssicherung. MedR 2000;18:177-84.

21. Helou A, Lorenz W, Ollenschläger G, Reinauer H, Schwartz FW. Methodische Standards der Entwicklung evidenz-basierter Leitlinien in Deutschland. Konsens zwischen Wissenschaft, Selbstverwaltung und Praxis. Z Arztl Fortbild Qualitatssich 2000;94(5):330-9.

22. Ollenschläger G, Berenbeck C, Löw A, Stobrawa F, Kolkmann FW. Nationales Programm für Versorgungs-Leitlinien bei der Bundesärztekammer. Methoden-Report. Z Arztl Fortbild Qualitatssich 2002;96(8):545-8.

23. Ollenschläger G. Diabetes mellitus: Erste Nationale Versorgungsleitlinie erschienen. Dt Arztebl 2002;99:A-1485-A-1486.

24. Fischer G, Berndt M. Medizinische Leitlinien: Juristische Implikationen. Dt Arztebl 2000;97:A-1942.

25. Hart D. Ärztliche Leitlinien-Definitionen, Funktionen, rechtliche Bewertungen. MedR 1998;16:8-16.

26. Wigge P. Evidenz-basierte Richtlinien und Leitlinien. Qualitätssicherungs- oder Steuerungsinstrumente in der GKV? MedR 2000;18(12):574-85.

27. Hurwitz B. Legal and political considerations of clinical practice guidelines. BMJ 1999;318(7184):661-4.

28. Grimshaw JM, Russell IT. Effect of clinical guidelines on medical practice: a systematic review of rigorous evaluations. Lancet 1993;342(8883):1317-22.

29. Grol R, Dalhuijsen J, Thomas S, Veld C, Rutten G, Mokkink H. Attributes of clinical guidelines that influence use of guidelines in general practice: observational study. BMJ 1998;317(7162):858-61.

30. Margolis CZ, Cretin S. Implementing Clinical Practice Guidelines. Chicago: AHA Press; 1999.

31. Worrall G, Chaulk P, Freake D. The effects of clinical practice guidelines on patient outcomes in primary care: a systematic review. CMAJ 1997;156(12):1705-12.

32. Grimshaw J, Eccles M, Russell I. Developing clinically valid practice guidelines. J Eval Clin Pract 1995;1(1):37-48.

33. Woolf SH, DiGuiseppi CG, Atkins D, Kamerow DB. Developing evidence-based clinical practice guidelines: lessons learned by the US Preventive Services Task Force. Annu Rev Public Health 1996;17:511-38.

34. Scottish Intercollegiate Guidelines Network (SIGN). SIGN 50: A guideline developers' handbook. Edinburgh: SIGN; 2004 [cited: 2005 Aug 22]. Available from: http://www.sign.ac.uk/guidelines/fulltext/50/index.html

35. Eccles M, Freemantle N, Mason J. North of England evidence based guidelines development project: methods of developing guidelines for efficient drug use in primary care. BMJ 1998;316(7139):1232-5.

36. Jousimaa J, Kunnamo I, Makela M. Physicians' patterns of using a computerized collection of guidelines for primary care. Int J Technol Assess Health Care 1998;14(3):484-93.

37. Kamerow DB. Before and after guidelines. J Fam Pract 1997;44(4):344-6.

38. Maisonneuve H, Cordier H, Durocher A, Matillon Y. The French clinical guidelines and medical references programme: development of 48 guidelines for private practice over a period of 18 months. J Eval Clin Pract 1997;3(1):3-13.

39. Canadian Medical Association (CMA). Guidelines for Canadian clinical practice guidelines. 1994 [cited: 2006 Jan 12].
Available from: http://mdm.ca/cpgsnew/cpgs/gccpg-e.htm

40. Verbindung der Schweizerischen Ärztinnen und Ärzte FMH. Guidelines für Guidelines. SÄZ 1999;80(10):581-3.

41. Burgers J, Grol R, Klazinga N, van der BA, Mäkelä M, Zaat J. Internationaler Vergleich von 19 Leitlinien-Programmen. Eine Übersicht der AGREE Collaboration. Z Arztl Fortbild Qualitatssich 2003;97(1):81-8.

42. Miller J, Ollenschläger G. Do we need an international guideline network?. Presentation. Clinical Practice Guidelines 2002-Internationaler Leitlinienkongress. Berlin. 2002 [cited: 2006 Jan 12].Available from:
http://www.aezq.de/projekte/0index/projekt_abstracts/index/prj52_01/view

43. Helou A, Perleth M, Bitzer EM, Dörning H, Schwartz FW. Methodische Qualität ärztlicher Leitlinien in Deutschland. Ergebnisse einer systematischen Untersuchung deutscher Leitlinienberichte im Internet. Z Arztl Fortbild Qualitatssich 1998;92(6):421-8.

44. Donner-Banzhoff N, Echterhoff HH, Hense HW, Kunz R, Sawicki P, Thürmann P, Jonitz G, Ollenschläger G. Leitlinien-Clearingbericht "Hypertonie". Zusammenfassung und Empfehlungen für eine nationale Hypertonie-Leitlinie in Deutschland. Z Arztl Fortbild Qualitatssich 2000;94(5):341-9.

45. Ollenschläger G, Thomeczek C. Ärztliche Leitlinien-Definitionen, Ziele, Implementierung. Z Arztl Fortbild Qualitatssich 1996;90:347-53.

46. Rusch-Feja D. Informationsvermittlung, Informationsretrieval und Informationsqualität im Internet. ZfBB 1996;43(4):334.

47. Agency for Health Care Research and Quality. National Guideline Clearinghouse. 2006 [cited: 2006 Jan 12]. Available from: http://www.guideline.gov/

48. Kopp I, Encke A, Lorenz W. Leitlinien als Instrument der Qualitätssicherung in der Medizin. Das Leitlinienprogramm der Arbeitsgemeinschaft Wissenschaftlicher Medizinischer Fachgesellschaften (AWMF). Bundesgesundheitsbl Gesundheitsforsch Gesundheitsschutz 2002;45:223-33.

49. Cluzeau FA, Littlejohns P, Grimshaw JM, Feder G, Moran SE. Development and application of a generic methodology to assess the quality of clinical guidelines. Int J Qual Health Care 1999;11(1):21-8.

50. Ward JE, Grieco V. Why we need guidelines for guidelines: a study of the quality of clinical practice guidelines in Australia. Med J Aust 1996;165(10):574-6.

51. Ärztliche Zentralstelle Qualitätssicherung (ÄZQ). Leitlinien-Clearingbericht "Hypertonie". München: W. Zuckschwerdt; 2000 [cited: 2005 Sep 13]. Available from: http://www.leitlinien.de/clearingverfahren/clearingberichte/hypertonie/00hypertonie/view

52. Ollenschläger G, Thomeczek C, Kirchner H, Oesingmann U, Kolkmann FW, Kunz R. The German Guidelines Clearing House (GGC)-Rationale, Aims and Results. Proc R Coll Phys Edinb 2001;31 (Suppl.9):59-66.

53. Ärztliche Zentralstelle Qualitätssicherung (ÄZQ). Positionspapier zur kritischen Bewertung und zur Erstellung von Leitlinien durch Bundesärztekammer und Kassenärztliche Bundesvereinigung. In: Tätigkeitsbericht 1997/1998 der ÄZQ, Tätigkeitsbericht 1998 der BÄK. Köln: 1998. p. 206-9.

54. Ollenschlager G. Prioritäre Gesundheits- oder Versorgungsprobleme als Themen internationaler Leitlinien-Programme. Vorschlag der Leitlinien-Clearingstelle zur Bewertung von Leitlinien. Z Arztl Fortbild Qualitatssich 2000;94(5):425-9.

55. Ärztliche Zentralstelle Qualitätssicherung (ÄZQ). Leitlinien-Clearingbericht "Schmerztherapie bei Tumorpatienten". München: W. Zuckschwerdt; 2001 [cited: 2005 Sep 13]. Available from: http://www.leitlinien.de/clearingverfahren /clearingberichte/tumorschmerz/00tumorschmerz/view

56. Bassler D, Antes G. Wie erhalte ich Antwort auf meine Fragen. In: Kunz R, Ollenschläger G, Raspe HH, Jonitz G, Kolkmann FW, editors. Lehrbuch Evidenzbasierte Medizin in Klinik und Praxis. Köln: Deutscher Ärzteverlag; 2000. p. 89-97.

57. Shaneyfelt TM, Mayo-Smith MF, Rothwangl J. Are guidelines following guidelines? The methodological quality of clinical practice guidelines in the peer-reviewed medical literature. JAMA 1999;281(20):1900-5.

58. Ärztliche Zentralstelle Qualitätssicherung (ÄZQ). Checkliste "Methodische Qualität von Leitlinien". Dt Arztebl 1998;95(41):A-2576-8.

59. Battista RN, Hodge MJ. Setting priorities and selecting topics for clinical practice guidelines. CMAJ 1995;153(9):1233-7.

60. Helou A, Perleth M, Schwartz FW. Prioritätensetzung bei der Entwicklung medizinischer Leitlinien. Teil 1: Kriterien, Verfahren und Akteure: eine methodische Bestandsaufnahme internationaler Erfahrungen. Z Arztl Fortbild Qualitatssich 2000;94(1):53-60.

61. Field MJ. Setting priorities for clinical practice guidelines. Washington D.C.: National Academy Press; 1995.

62. Radbruch L, Sonntag B, Elsner F, Loick G, Kiencke P, Schmeisser N, Sabatowski R. Defizite in der Therapie chronischer Schmerzen. Teil 2. Möglichkeiten zur Verbesserung durch das Schmerztherapeutische ambulante Netzwerk (STAN). Z Arztl Fortbild Qualitatssich 2000;94(6):495-500.

63. Radbruch L, Sonntag B, Elsner F, Loick G, Schmeisser N, Kiencke P, Sabatowski R. Defizite in der Therapie chronischer Schmerzen. Teil 1. Z Arztl Fortbild Qualitatssich 2000;94(5):373-8.

64. Ärztliches Zentrum für Qualität in der Medizin (ÄZQ), Helou A, Kostovic-Cilic L, Ollenschläger G. Nutzermanual zur Checkliste "Methodische Qualität von Leitlinien". Köln: 1998.

65. Ollenschläger G, Kirchner H, Lampert U, Thomeczek C. Das Deutsche Leitlinien-Clearingverfahren. In: Scheibe O, editor. Qualitätsmanagement in der Medizin. Landsberg am Lech: Ecomed; 2000. p. 1-12.

66. Choudhry NK, Stelfox HT, Detsky AS. Relationships between authors of clinical practice guidelines and the pharmaceutical industry. JAMA 2002;287(5):612-7.

67. Cluzeau F, Littlejohns P, Grimshaw J, Hopkins A. Appraising clinical guidelines and the development of criteria-a pilot study. J Interprofe Care 1995;9:227-35.

68. Schwartz FW. Gesellschaftliches Interesse und Gruppenegoismen im Gesundheitswesen. In: Nagel E, Fuchs C, editors. Leitlinien und Standards im Gesundheitswesen: Fortschritt in sozialer Verantwortung oder Ende der ärztlichen Therapiefreiheit. Köln: Dt. Ärzte-Verl.; 1997. p. 35-42.

69. Kirchner H, Ollenschläger G. Implementierung von Leitlinien-Netzen auf dem Weg zur evidenz-basierten Medizin. In: Tophoven C, Lieschke L, editors. Integrierte Versorgung. Köln: Dt. Ärzte-Verl.; 2002. p. 83.

70. The Appraisal of Guidelines, Research and Evaluation in Europe (AGREE) Collaborative Group. Guideline development in Europe. An international comparison. Int J Technol Assess Health Care 2000;16(4):1039-49.

71. Niederstadt C. Transfer und Implementation neuer komplexer Verfahren in die Regelversorgung: dargestellt am Beispiel eines Verfahrens zur verhaltensmedizinischen Behandlung der Harninkontinenz. Sankt Augustin: Asgard; 1996.

72. Centers for Disease Control and Prevention (CDC). CDC Guidelines: Improving the Quality. Atlanta GA: 1996.

73. Thorsen T, Mäkelä M. Changing professional practice - Theory and practice of clinical guidelines implementation. Copenhagen: DSI; 1999.

74. Hagemeister J, Schneider CA, Barabas S, Schadt R, Wassmer G, Mager G, Pfaff H, Hopp HW. Hypertension guidelines and their limitations-the impact of physicians' compliance as evaluated by guideline awareness. J Hypertens 2001;19(11):2079-86.

75. Ärztliches Zentrum für Qualität in der Medizin (ÄZQ), Arbeitsgemeinschaft der Wissenschaftlichen Medizinischen Fachgesellschaften (AWMF). Deutsches Instrument zur methodischen Leitlinien-Bewertung (DELBI). Fassung 2005/2006. Z Arztl Fortbild Qualitatssich 2005;99(8):468-519.

76. Ärztliches Zentrum für Qualität in der Medizin, Kassenärztliche Vereinigung Hessen, PMVforschungsgruppe Köln. Implementierung interdisziplinärer Leitlinien in vertragsärztlichen Praxen. Berlin, ÄZQ-Projektberichte im Internet, 2006.

http://www.aezq.de/projekte/0index/implementierung/view#Implementierung (Zugriff: 20.1.2006)

77. Ärztliches Zentrum für Qualität in der Medizin, Sana-Klinikgruppe, Deutsches Cochrane Zentrum, Gesellschaft für Risikoberatung. Ableitung von Behandlungspfaden (clinical pathways) aus nationalen Leitlinien. Berlin, ÄZQ-Projektberichte im Internet, 2006. http://www.aezq.de/projekte/0index/implementierung/view#Behandlungspfade

78. Kirchner H. Das Deutsche Leitlinien-Clearingverfahren - Hintergrund, Zielsetzung, Ergebnisse dargestellt an Leitlinien zur Behandlung des Tumorschmerzes. Inaugural-Dissertation zur Erlangung der Doktorwürde. Köln: Universität zu Köln, Hohe Medizinische Fakultät; 2003.

79. Geraedts M, Selbmann HK, Ollenschläger G. Beurteilung der methodischen Qualität klinischer Messgrößen. Z Arztl Fortbild Qualitatssich 2002; 96: 91-96

80. Burgers JS, Bailey JV, Klazinga NS, Van der Bij AK, Grol R, Feder G, for the AGREE Collaboration. Inside guidelines: comparative analysis of recommendations and evidence in diabetes guidelines from 13 countries. Diabetes Care 2002; 25(11): 1933-1939

81. Gemeinsamer Bundesausschuss (G-BA). Begründungen zu den Anforderungen an strukturierte Behandlungsprogramme. Brustkrebs. Beschluss des GBA vom 21. Juni 2005. 2005 [cited: 2006 Jan 12]. Available from: http://www.gesundheitspolitik.net/01_gesundheitssystem/disease-management/brustkrebs/DMP-Brustkrebs_Begruendung_20050629.pdf

82. Ollenschläger G, Thomeczek C, Thalau F, Heymans L, Thole H, Trapp H, Sänger S, Lelgemann M. Medizinische Leitlinien in Deutschland, 1994 bis 2004. Von der Leitlinienmethodik zur Leitlinienimplementierung. Z Arztl Fortbild Qualitatssich 2005;99(1):7-13.

83. Ollenschläger G, Berenbeck C, Löw A, Stobrawa F, Kolkmann FW. Nationales Programm für Versorgungs-Leitlinien bei der Bundesärztekammer - Methoden-Report. Z Arztl Fortbild Qualitatsich 2002; 96: 545-548

84. Ollenschläger G, Kirchner H, Fiene M. Leitlinien in der Medizin - scheitern sie an der praktischen Umsetzung? Internist 2001; 42: 473-483

85. Geraedts M, Jäckel W, Thomeczek C, Altenhofen L, Birkner B, Blumenstock G, Gibis B, Kopp I, Kugler C, Ollenschläger G, Raspe H, Reiter A, Szecsenyi J., Zorn U. Qualitätsindikatoren in Deutschland. Positionspapier des Expertenkreises Qualitätsindikatoren beim Ärztlichen Zentrum für Qualität in der Medizin (ÄZQ), Berlin. Z Arztl Fortbild Qual Gesundh wes 2005; 99: 329-331

86. Lelgemann M. Kritische Bewertung medizinischer Leitlinien als Aufgabe der ärztlichen Selbstverwaltung - eine Analyse des Deutschen Leitlinien-Clearingverfahrens 1999-2005. Inaugural-Dissertation zur Erlangung der Doktorwürde. Köln: Universität zu Köln, Hohe Medizinische Fakultät; in Vorbereitung

Anhang 1: Checkliste Methodische Qualität von Leitlinien (Version 8/1999)

1. Fragen zur Qualität der Leitlinienentwicklung

Lfd.Nr.	Verantwortlichkeit für die Leitlinienentwicklung	j	n	uk	na
1.1	Wird die für die Leitlinienentwicklung verantwortliche Institution klar genannt?	☐	☐	☐	-
1.2.	Existieren detaillierte Angaben über finanzielle oder andere Formen der Unterstützung durch Dritte?	☐	☐	☐	-
1.3.	Falls Unterstützung seitens kommerzieller Interessengruppen erfolgte bzw. Hinweise auf mögliche Verpflichtungen / Interessenkonflikte existieren, wurde die mögliche Einflussnahme auf die Leitlinie diskutiert?	☐	☐	☐	☐

Lfd.Nr.	Autoren der Leitlinie	j	n	uk	na
1.4.	Sind die an der Erstellung der Leitlinie Beteiligten (Fach-, Interessen-, Patientengruppen) hinsichtlich ihrer Funktion und der Art ihrer Beteiligung klar genannt?	☐	☐	☐	-
1.5.	Waren an der Erstellung der Leitlinie die von den Empfehlungen im wesentlichen Betroffenen (die mit der Thematik befassten Fachdisziplinen und Patienten) beteiligt?	☐	☐	☐	☐

Lfd.Nr	Identifizierung und Interpretation der Evidenz	j	n	uk	na
1.6.	Werden Quellen und Methoden beschrieben, mit deren Hilfe die den Empfehlungen zugrunde liegenden Belege (Evidenz) gesucht, identifiziert und ausgewählt wurden?	☐	☐	☐	-
1.7.	Sind die Informationsquellen und Suchstrategien nachvollziehbar dokumentiert?	☐	☐	☐	☐
1.8.	Werden die Methoden zur Interpretation und Bewertung der Evidenzstärke genannt?	☐	☐	☐	-

Lfd.Nr.	Formulierung der Leitlinienempfehlungen	j	n	uk	na
1.9.	Werden die zur Auswahl der Leitlinienempfehlungen eingesetzten Methoden genannt?	☐	☐	☐	-
1.10.	Werden die zur Konsentierung der Leitlinienempfehlungen eingesetzten Verfahren genannt?	☐	☐	☐	-
1.11.	Wird erwähnt, wie die Vorstellungen von interessierten Gruppen, die nicht an der Leitlinienerstellung beteiligt waren, berücksichtigt wurden?	☐	☐	☐	-
1.12.	Ist die Verknüpfung der wichtigsten Empfehlungen mit der zugrunde liegenden Evidenz exakt dokumentiert?	☐	☐	☐	☐

Lfd.Nr.	Gutachterverfahren und Pilotstudien	j	n	uk	na
1.13.	Ist die Leitlinie vor der Veröffentlichung durch unabhängige Dritte begutachtet worden?	☐	☐	☐	-
1.14.	Werden die Methoden, Kommentierungen, Konsequenzen einer Begutachtung erwähnt?	☐	☐	☐	☐
1.15.	Wurde die Leitlinie einer Vortestung oder einem Pilotversuch unterzogen?	☐	☐	☐	-
1.16.	Werden die Methoden, Ergebnisse und Konsequenzen eines Pilotversuchs erwähnt?	☐	☐	☐	☐
1.17.	Wurde die Leitlinie mit anderen thematisch vergleichbaren Leitlinien verglichen?	☐	☐	☐	☐

Lfd.Nr.	Gültigkeitsdauer / Aktualisierung der Leitlinie	j	n	uk	na
1.18.	Ist in der Leitlinie ein Zeitpunkt genannt, zu dem sie überprüft / aktualisiert werden soll?	☐	☐	☐	☐
1.19.	Sind Zuständigkeit und Verfahrensweisen für Überprüfung/Aktualisierung klar definiert?	☐	☐	☐	☐

Lfd.Nr.	Transparenz der Leitlinienerstellung	j	n	uk	na
1.20.	Wurden die möglichen systematischen Fehler / Konflikte umfassend diskutiert?	☐	☐	☐	-
1.21.	Existiert eine zusammenfassende Darstellung über den Inhalt, die Empfehlungen der Leitlinie sowie über die Methodik der Erstellung (z. B. in Form eines Leitlinien-Reports)?	☐	☐	☐	-

2. Fragen zu Inhalt und Format der Leitlinie

Lfd.Nr.	Ziele der Leitlinie	j	n	uk	na
2.1.	Sind die Gründe für die Leitlinienentwicklung explizit genannt?	☐	☐	☐	-
2.2.	Sind die Ziele der Leitlinie eindeutig definiert?	☐	☐	☐	-

Lfd.Nr.	Kontext (Anwendbarkeit / Flexibilität)	j	n	uk	na
2.3.	Ist (sind) die Patienten-Zielgruppe(n) der Leitlinie eindeutig definiert (z. B. hinsichtlich Geschlecht, Alter, Krankheitsstadium, Begleiterkrankungen usw.)?	☐	☐	☐	☐
2.4.	Sind die Anwender, an die sich die Leitlinie richtet, eindeutig definiert (z. B. die ärztliche Zielgruppe)?	☐	☐	☐	☐
2.5.	Enthält die Leitlinie Angaben über Situationen, in denen spezielle Empfehlungen der Leitlinie nicht berücksichtigt werden können oder sollen?	☐	☐	☐	☐
2.6.	Wurden Ansichten, Präferenzen und mögliche Reaktionen der Patienten-Zielgruppe(n) berücksichtigt?	☐	☐	☐	☐

Lfd.Nr.	Klarheit, Eindeutigkeit	j	n	uk	na
2.7.	Beschreibt die Leitlinie das behandelte Gesundheits- / Versorgungsproblem eindeutig und in allgemein verständlicher Sprache?	☐	☐	☐	-
2.8.	a) Sind die Empfehlungen logisch, inhaltlich konsistent, eindeutig, leicht nachvollziehbar dargestellt und übersichtlich präsentiert?	☐	☐	☐	-
	b) Enthält die Leitlinie wesentliche (Schlüssel-) Empfehlungen, die leicht zu identifizieren sind?	☐	☐	☐	-
2.9.	Sind die in Frage kommenden Handlungsalternativen und die Entscheidungskriterien für ihre Auswahl präzise beschrieben?	☐	☐	☐	-
2.10.	Liegen differenzierte Empfehlungen zur Entscheidung hinsichtlich ambulanter oder stationärer Versorgung vor?	☐	☐	☐	-
2.11.	Existieren Angaben darüber, welche Maßnahmen notwendig erscheinen?	☐	☐	☐	☐
2.12.	Existieren Angaben über Maßnahmen, die unzweckmäßig, überflüssig, obsolet erscheinen?	☐	☐	☐	☐

Lfd.Nr.	Nutzen, Nebenwirkungen, Kosten, Ergebnisse	j	n	uk	na
2.13.	Wird der bei Befolgen der Leitlinie zu erwartende gesundheitliche Nutzen bezüglich z. B. Morbidität, Mortalität, Symptomatik, Lebensqualität genannt?	☐	☐	☐	☐
2.14.	Werden die bei Befolgen der Leitlinie möglichen Risiken (Nebenwirkungen und Komplikationen) der Diagnostik / Therapie genannt?	☐	☐	☐	☐
2.15.	Wurden bei der Formulierung der Empfehlungen die Folgen für Kosten und andere Ressourcen berücksichtigt?	☐	☐	☐	☐
2.16.	Wird eine Abwägung der möglichen Vorteile, Risiken, Kosten vorgenommen und unterstützt dies die vorgeschlagene Vorgehensweise?	☐	☐	☐	☐

3. Fragen zur Anwendbarkeit der Leitlinie

Lfd.Nr.	Verbreitung und Implementierung	j	n	uk	na
3.1.	a) Existieren Instrumente / Maßnahmen, die die Anwendung der Leitlinie unterstützen können ?	☐	☐	☐	☐
	b) Wurden die möglichen Probleme bezüglich der Einstellungs- oder Verhaltensänderungen von Ärzten und anderen Leistungserbringern im Gesundheitswesen bei Anwendung der Leitlinie berücksichtigt?	☐	☐	☐	☐
	c) Wurden die möglichen organisatorischen Hindernisse der Leitlinien-Anwendung berücksichtigt?	☐	☐	☐	☐
3.2.	Nur für überregionale Leitlinien: Existieren Empfehlungen zur Methode der regionalen Anpassung der Leitlinie?	☐	☐	☐	☐

Lfd.Nr	Überprüfung der Anwendung	j	n	uk	na
3.3.	Wird in der Leitlinie erwähnt, wie aus den Empfehlungen messbare Kriterien / Indikatoren abgeleitet werden können, um das Befolgen der Leitlinie zu ermitteln?	☐	☐	☐	☐
3.4.	Werden messbare Kriterien / Indikatoren genannt, anhand derer der Effekt der Leitlinienanwendung überprüft werden kann?	☐	☐	☐	☐

Nur eine Antwortkategorie ankreuzen:
j: ja
n: nein
uk: unklar (auch bei unvollständigen / unzureichenden Angaben)
na: nicht anwendbar

Strukturierte Leitlinien-Abstracts: Bsp. Schmerztherapie bei Tumorpatienten - Formale Bewertung

[9]

Strukturierte Leitlinien-Abstracts -------- (TST Fin 02)	
Leitlinie	**Management of Cancer Pain, Clinical Practice Guideline (No. 9)**
Quelle	U.S. Department of Health and Human Services, Public Health Service, Agency for Health Care Policy and Research AHCPR Publication No. 94-0592, March 94 http://text.nlm.nih.gov/ftrs/pick?dbName=capc&ftrsK=55240&cp=1&t =961078506&collect=ahcpr

1. Fragen zur Qualität der Leitlinienentwicklung

Verantwortlichkeit für Leitlinienentwicklung

Fragen zu	Antwort	Informationen / Kommentare
1.1. Verantwortl. Institution	ja	Agency for Health Care Policy and Research, U. S. Department of Health and Human Services
1.2./1.3. Finan.- / Interessen-Konflikt	nein	

Autoren der Leitlinie

Fragen zu	Antwort	Informationen / Kommentare
1.4. Beteiligte	ja	Management of Cancer Pain Guideline Panel, mit 26 Experten. Die Experten sind namentlich und hinsichtlich ihrer Funktionen klar benannt.
1.5. Beteilg. Betroffener	ja	Das Guideline Panel besteht aus 12 Ärzten (Fachdisziplinen: Onkologie, gynäkologische Onkologie, Schmerztherapie, Anästhesiologie, Endokrinologie, Neurologie, Kinderheilkunde, Intensivmedizin, Psychiatrie, Innere Medizin, Geburtshilfe, Kardiochirurgie, Nuklearmedizin, Hämatologie und Allgemeinmedizin), Fachkrankenschwestern, Patienten, Wissenschaftlern und Experten des Gesundheitswesens. Insgesamt waren an der Erstellung der Leitlinie 470 "Health Care Professionals" und 70 Patienten als Spezialisten, Peer Reviewer oder in der Erprobung der Leitlinien beteiligt.

Identifizierung und Interpretation der klinischen Belege

Fragen zu	Antwort	Informationen / Kommentare
1.6. Meth. Evidenz-Auswahl	ja	Evidenzrecherche in elektronischen Datenbanken. In Bereichen, in denen die wissenschaftliche Evidenz unzureichend war oder widersprüchliche Aussagen auftraten, geben die Empfehlungen den Konsens der Panel-Mitglieder und Experten wieder.

1.7. Doku Suchstrategie	ja	Recherche in 19 Datenbanken, Screening von ca. 9.600 Literaturangaben. 625 wissenschaftliche Studien wurden geprüft und 550 konnten nach Evidenzgraden eingestuft werden. Obwohl die Recherche primär auf Tumorschmerz fokussiert war, wurde auch Literatur zum Thema HIV und Aids bewertet. Es sind mehr als 500 Literaturhinweise angegeben.
1.8. Meth. Evidenzstärke	ja	Interpretation und Bewertung der Evidenzstärke erfolgen entsprechend dem angegebenen Bewertungsschema. **Type of Evidence Definitions:** 1. Meta-analysis of multiple, well-designed controlled studies 2. At least one well-designed experimental study 3. Well-designed, quasiexperimental studies such as nonrandomized controlled, single group, single group pre-post, cohort, time series, or matched case-controlled studies. 4. Well-designed nonexperimental studies, such as comparative and correlation descriptive and case studies 5. Case reports and clinical examples **Strength and Consistency of evidence:** A. There is evidence of type I or consistent findings from multiple studies of types II, III or IV. B. There is evidence of types II, III or IV, and findings are generally consistent. C. There is evidence of types II, III or IV, but findings are inconsistent. D. There is little or no evidence, or there is type V evidence only. Bei den Evidenzgraden A und B gründen sich die Empfehlungen primär auf die wissenschaftliche Evidenz. Bei den Evidenzgraden C und D benutzte das Panel die verfügbare empirische Evidenz, aber gründete seine Empfehlungen primär auf Expertenmeinungen. In Fällen, in denen die Empfehlung der Leitlinie die Meinung der Panel-Mitglieder wiedergibt, wurde der Zusatz "Panel Consensus" verwendet.

Formulierung der Leitlinienempfehlungen

Fragen zu	Antwort-	Informationen / Kommentare
1.9. Auswahl d. Empfehlg.	ja	Synthese der besten wissenschaftlichen Evidenz, Meta-Analysen
1.10. Konsensverfahren	ja	Expertenkonsens, Peer Review Verfahren.
1.11. Berücks. inter. Kreise	ja	Health care professionals und Patienten als Peer Reviewer oder Teilnehmer des Pilotversuches.
1.12. Evidenzverknüpfung	ja	Die wichtigsten Therapieempfehlungen sind in Verknüpfung mit der wissenschaftlichen Evidenz dargestellt.

Gutachterverfahren und Pilotstudien

Fragen zu	Antwort	Informationen / Kommentare
1.13./1.14. Begutachtung	unklar	
1.15./1.16. Pilotversuch	ja	Die Leitlinie wurde einem Pilotversuch unterzogen.
1.17. LL-Vergleich	ja	Vergleich mit der WHO-Leitlinie: Cancer pain relief (1986)

Gültigkeitsdauer/Aktualisierung der Leitlinie

Fragen zu	Antwort	Informationen / Kommentare
1.18./1.19. Prüfg. / Zust.	nein	

Transparenz der Leitlinienerstellung

Fragen zu	Antwort	Informationen / Kommentare
1.20. System. Fehler	nein	
1.21. Leitlinienreport	ja	Die Darstellungen über die Methodik der Leitlinienerstellung und eine Zusammenfassung über den Inhalt und die Empfehlungen sind dem Gesamttext beigefügt.

2. Inhalt und Format der Leitlinie

Ziele der Leitlinie

Fragen zu	Antwort	Informationen / Kommentare
2.1. Gründe	ja	Die vorliegende Leitlinie ist eine Weiterentwicklung der AHCPR-Leitlinie "acute pain management after surgery or trauma".
2.2. Ziele	ja	• Information von Klinikern, Patienten und deren Angehörigen darüber, dass Tumorschmerz in den meisten Fällen mit den verfügbaren Methoden gebessert werden kann. • Abbau von Angst vor Abhängigkeit durch Medikamente zur Tumorschmerztherapie. • Information der Ärzte über zentrale Punkte in der Behandlung von Tumorschmerzen. • Unterstützung von effektiven Verfahren zur Diagnose und Behandlung von Patienten mit Tumorschmerzen. • Verstärkung des Patienten in seiner Möglichkeit, Schmerz mitzuteilen, um dadurch eine effektive Behandlung zu ermöglichen. • Vertrautmachen von Patienten und deren Angehörigen mit den verschiedenen Möglichkeiten der Schmerztherapie und Förderung einer aktiven Teilnahme im Therapieentscheidungsprozeß. • Unterstützung eines Modells zur Behandlung von Tumorschmerz, das die Therapie in speziellen

		schmerzhaften oder lebensbedrohenden Situationen (z. B. AIDS) führen soll.
		• Verbreitung von Informationen und Handlungsempfehlungen über den Gebrauch erprobter, rechtlich legitimierter, Substanzen zur Behandlung von Tumorschmerzen.
		• Identifizierung von gesundheitspolitischen und wissenschaftlichen Fragestellungen, die die Tumorschmerztherapie beeinflussen.

Kontext (Anwendbarkeit / Flexibilität)

Fragen zu	Antwort	Informationen / Kommentare
2.3. Patientengruppe	ja	Erwachsene und Kinder mit Tumorschmerzen, HIV und Aids.
2.4. Ärztl. Zielgruppen	ja	Ärzte, Pflegepersonal, Patienten.
2.5. Ausnahmen v. Empf.	ja	Die Notwendigkeit einer individuellen Therapieanpassung wird betont. Kontraindikationen für bestimmte Verfahren sind genannt.
2.6. Bedürfnisse der Pat.	ja	70 Patienten hatten während des Entstehungsprozesses bzw. in der Pilotphase die Möglichkeit, ihre Vorstellungen mit einzubringen.

Klarheit, Eindeutigkeit

Fragen zu	Antwort	Informationen / Kommentare
2.7. Problembeschreibung	ja	Die Leitlinie beschreibt das behandelte Gesundheitsproblem eindeutig und in allgemein verständlicher Sprache.
2.8.a) Präsentation logisch, konsistent	ja	Logische, konsistente, übersichtliche Darstellung.
2.8.b) Schlüsselempfehlung	ja	Die wesentlichen Therapieempfehlungen sind den jeweiligen Kapiteln in durchnummerierter Form vorangestellt.
2.9. Handlungsalternativen	ja	Die Entscheidungskriterien für die verschiedenen therapeutischen Interventionen und entsprechende Handlungsalternativen sind präzise beschrieben.
2.10. Amb./stationär	unklar	
2.11. Notwendige Maßn.	ja	Präzise Handlungsanleitungen für das Therapiekonzept (z. B. WHO-Stufenschema)
2.12. Unzweckmäßige Maßnahmen	ja	Konkrete Prioritätensetzung bezüglich der Therapie erforderlich, Kontraindikationen für zahlreiche Pharmaka, Obsolet: z. B. isolierte Anwendung der Akupunktur bei Tumorschmerzen.

Nutzen, Nebenwirkungen, Kosten, Ergebnisse

Fragen zu	Antwort	Informationen / Kommentare
2.13. Gesundh.-Nutzen	ja	• Steigerung des Wohlbefindens der Patienten durch optimale Schmerzkontrolle • Nachlassen von Angst und Depressionen • Verbesserung der Lebensqualität
2.14. Therapiefolgen /	ja	Risiken und Nebenwirkungen der einzelnen

Nebenwirkungen		Therapieverfahren sind explizit genannt.
2.15. Disk. v. Kostenfolgen	ja	An konkreten Beispielen wird aufgezeigt, dass die finanziellen Möglichkeiten des Patienten bzw. seiner Krankenversicherung bei der Auswahl des Verfahrens berücksichtigt werden sollten.
2.16. Nutzen-Kosten-Kalk.	ja	Beispielsweise wird die orale Verabreichung von Medikamenten empfohlen, weil sie unter anderem die kosteneffektivste Applikationsform darstellt.

3. Anwendbarkeit der Leitlinie

Verbreitung und Implementierung

Fragen zu	Antwort	Informationen / Kommentare
3.1.a) Methode der Impl.	ja	Zusätzlich zu der umfangreichen Langfassung gibt es einen "Quick Reference Guide for Clinicians" und eine Patientenversion. Im Anhang der Leitlinie sind Beispiele zur Anamneseerhebung, Dokumentation, konkreten Anleitung zu Entspannungsübungen und zur Schmerzmessung mit verschiedenen Ratingskalen aufgeführt.
3.1.b) Verhaltensänderung	ja	• Ein wesentlicher Grund für eine suboptimale schmerztherapeutische Versorgung liegt darin, dass Mitarbeiter im Gesundheitswesen unzureichend mit den schmerztherapeutischen Maßnahmen vertraut sind, die Wichtigkeit des Problems nicht erkennen oder Angst vor der Verschreibung von Opioiden haben. Das Panel empfiehlt deshalb, Schmerztherapie in die Curricula für medizinische Mitarbeiter aufzunehmen und entsprechende Trainingsmaßnahmen durchzuführen. • Das ärztliche Gespräch mit Patienten und Angehörigen soll Vorurteile gegenüber der Therapie ausräumen und aufklärend wirken.
3.1.c) Organis. Hindernisse	ja	Als mögliche organisatorische Hindernisse werden z. B. das Fehlen von definierten Verantwortlichkeiten genannt. Zu einer wirksamen Umsetzung der Leitlinie muss innerhalb der Einrichtung exakt beschrieben werden, wer unter welchen Sicherheitsvorkehrungen für die Durchführung der einzelnen schmerztherapeutischen Maßnahmen verantwortlich ist.
3.2. Regionale Anpassg.	nein	

Überprüfung der Anwendung der Leitlinie

Fragen zu	Antwort	Informationen / Kommentare
3.3. Evaluation	nein	
3.4. Indikatoren	ja	• Maßnahmen zur Schmerzevaluation z. B. mit VAS, Num. Pain Skala, deskript. Pain Skala o. a. • Angaben zur Qualitätssicherung der Schmerztherapie:

		1) Die Qualitätssicherung in der Schmerztherapie umfasst alle Bereiche. 2) Evaluierung muss an allen Schnittstellen erfolgen, um sicher zu stellen, dass eine optimale Therapie erreicht ist und weiter fortgeführt wird. Konkrete Beispiele zur Schmerzevaluation bei Erwachsenen und Kindern werden im Anhang noch einmal separat dargestellt. 3) Schmerztherapie kann nur effektiv sein, wenn für jeden Prozessschritt die Verantwortlichkeiten festgelegt sind.

Zusammenfassende Beurteilung (Methodische Qualität)

1.	Qualität der LL-Entwicklung	13 Punkte von 17 Punkten der ÄZQ-Checkliste
2.	Qual. von Inhalt und Format	16 Punkten von 17 Punkten der ÄZQ-Checkliste
3.	Qual- Anwendung / Impl.	4 von 6 Punkten der ÄZQ-Checkliste
Σ	Qualität Gesamt	33 von 40 Punkten der ÄZQ-Checkliste

Leitlinien-Clearingberichte des ÄZQ /Schriftenreihe

Zwischen 1999 und 2005 wurden folgende Leitlinien-Clearingberichte erarbeitet:

Nr.	Leitlinien-Clearingberichte aus der äzq-Schriftenreihe
1	Ärztliche Zentralstelle Qualitätssicherung (ÄZQ). Leitlinien-Clearingbericht "Hypertonie". München: W. Zuckschwerdt; 2000. Available from: http://www.leitlinien.de/clearingverfahren/clearingberichte/hypertonie/00hypertonie/view
2	Ärztliche Zentralstelle Qualitätssicherung (ÄZQ). Leitlinien-Clearingbericht "Schmerztherapie bei Tumorpatienten". München: W. Zuckschwerdt; 2001. Available from: http://www.leitlinien.de/clearingverfahren/clearingberichte/tumorschmerz/00tumorschmerz/view
3	Ärztliche Zentralstelle Qualitätssicherung (ÄZQ). Leitlinien-Clearingbericht "Akuter Rückenschmerz" ("Akuter Kreuzschmerz"). München, Wien, New York: W. Zuckschwerdt; 2001 [cited: 2005 Oct 31]. Available from: http://www.leitlinien.de/clearingverfahren/clearingberichte/rueckenschmerz/00rueckenschmerz/view
4	Ärztliche Zentralstelle Qualitätssicherung (ÄZQ). Leitlinien-Clearingbericht "Diabetes mellitus Typ 2". München, Wien, New York: W. Zuckschwerdt; 2001 [cited: 2005 Sep 13]. Available from: http://www.leitlinien.de/clearingverfahren/clearingberichte/diabetes/00diabetes/view
5	Ärztliche Zentralstelle Qualitätssicherung (ÄZQ). Leitlinien-Clearing-Bericht "Asthma bronchiale". Köln, München: Zuckschwerdt Verlag; 2001. Available from: http://www.leitlinien.de/clearingverfahren/clearingberichte/asthma/00asthma/view
6	Ärztliches Zentrum für Qualität in der Medizin (ÄZQ). Leitlinien-Clearingbericht "Koronare Herzkrankheit". Nibüll: Verlag Videel; 2002 [cited: 2005 Jun 23]. Available from: http://www.leitlinien.de/clearingverfahren/clearingberichte/khk/00khk/view
7	Ärztliches Zentrum für Qualität in der Medizin (ÄZQ). Leitlinien-Clearingbericht "Depression". Nibüll: Verlag Videel; 2003 [cited: 2005 Sep 13]. Available from: http://www.leitlinien.de/clearingverfahren/clearingberichte/depression/00depression/view
8	Ärztliches Zentrum für Qualität in der Medizin (ÄZQ). Leitlinien-Clearingbericht "COPD". Nibüll: Verlag Videel; 2003 [cited: 2005 Sep 06]. Available from: http://www.leitlinien.de/clearingverfahren/clearingberichte/copd/00copd/view
9	Ärztliche Zentralstelle Qualitätssicherung (ÄZQ). Leitlinien-Clearingbericht "Diabetes mellitus Typ 1". Nibüll: Verlag Videel; 2003 [cited: 2005 Aug 22]. Available from: http://www.leitlinien.de/clearingverfahren/clearingberichte/diabetes1/00diabetes1/view
10	Ärztliches Zentrum für Qualität in der Medizin (ÄZQ). Leitlinien-Clearingbericht "Mammakarzinom". Nibüll: Verlag Videel; 2003 [cited: 2005 Sep 13]. Available from: http://www.leitlinien.de/clearingverfahren/clearingberichte/mammaca/00mammaca/view
11	Ärztliches Zentrum für Qualität in der Medizin (ÄZQ). Leitlinien-Clearingbericht "Herzinsuffizienz". Nibüll: Verlag Videel; 2005 [cited: 2005 Sep 13]. Available from: http://www.leitlinien.de/clearingverfahren/clearingberichte/herzinsuffizienz/00herzinsuffizienz/view
12	Ärztliches Zentrum für Qualität in der Medizin (ÄZQ). Leitlinien-Clearingbericht "Chronischer Rückenschmerz". Nibüll: Verlag Videel; 2005 [cited: 2005 Nov 24]. Available from: http://www.leitlinien.de/clearingverfahren/clearingberichte/crs/00crs/12crs/view
13	Ärztliches Zentrum für Qualität in der Medizin (ÄZQ). Leitlinien-Clearingbericht "Demenz". Nibüll: Verlag Videel; 2005 [cited: 2005 Oct 31]. Available from: http://www.leitlinien.de/clearingverfahren/clearingberichte/demenz/00demenz/view
14	Ärztliches Zentrum für Qualität in der Medizin (ÄZQ). Leitlinien-Clearingbericht "Schlaganfall". Nibüll: Verlag Videel; 2005 [cited: 2005 Sep 13]. Available from: http://www.leitlinien.de/clearingverfahren/clearingberichte/schlaganfall/00schlaganfall/view
15	Ärztliches Zentrum für Qualität in der Medizin (ÄZQ). Leitlinien-Clearingbericht "Kolorektales Karzinom". Nibüll: Verlag Videel; 2005 [cited: 2005 Sep 13]. Available from: http://www.leitlinien.de/clearingverfahren/clearingberichte/kolorektal/00kolorektal/view

Strukturierte Abstracts der Leitlinien-Clearingberichte

1. Leitlinien-Clearingbericht "Hypertonie"

HINTERGRUND

Zur Qualitätsförderung der Gesundheitsversorgung von Menschen mit hohem Blutdruck oder Hypertonierisiko verabredeten die Spitzenverbände der Selbstverwaltungskörperschaften im Gesundheitswesen 1999 die Durchführung eines Leitlinien-Clearingverfahrens zu nationalen, deutsch- und englischsprachigen Hypertonieleitlinien .

ZIELSETZUNG

Recherche, formale und inhaltliche Bewertung deutsch- und englischsprachiger Hypertonieleitlinien nach den Methoden der evidenzbasierten Medizin. Qualitätsdarlegung für Leitlinien, die den internationalen Qualitätsstandards entsprechen. Formulierung von Empfehlungen für eine nationale evidenzbasierte Hypertonieleitlinie.

METHODE

Leitlinienrecherche, formale Bewertung: Datenbank-Recherche in Medline, Healthstar , Embase, Leitlinien-In-Fo für den Zeitraum 1 / 1990 bis 9 / 1999. Sichten der Titel (548 Zitate) bzw. der den Einschlusskriterien entsprechenden Abstracts (n = 132). Formale Bewertung von 34 Leitlinien mit der Leitliniencheckliste des Clearingverfahrens.

Inhaltliche Bewertung: Inhaltliche Bewertung von 11 Leitlinien mit folgenden Einschlusskriterien : Hypertonie-allgemein, Sprachen: deutsch und englisch, Leitlinie von überregionaler Bedeutung, aktuellste verwendete Originalliteratur nach 1994, aktuellste Version bei mehreren Leitlinien eines Herausgebers, Ergebnisse der formalen Bewertung identisch bzw. besser als die aktuelle Hypertonieleitlinie der AWMF. Bewertung durch Fokusgruppe von ärztlichen Leitlinienanwendern aus ambulanter und stationärer Versorgung sowie Methodikern ("Expertenkreis Hypertonie der Ärztlichen Zentralstelle Qualitätssicherung").

Berichtsverfahren: Schriftliche Darlegung von formaler / inhaltlicher Bewertung mittels strukturierter Abstracts, Formulierung von Eckpunkten einer nationalen Musterleitlinie Hypertonie und Darlegung beispielhafter Textbausteine auf der Grundlage der Recherche- und Bewertungsergebnisse.

ERGEBNISSE

Formale Bewertung: 11 von 132 formal bewerteten Leitlinien entsprachen den formalen Bewertungsstandards der Checkliste des Leitlinien-Clearingverfahrens. Deutliche Qualitätsschwankungen fanden sich insbesondere bezüglich der Faktoren: "Transparenz des Entwicklungsprozesses", "Unabhängigkeit der Entwicklung", "Verknüpfung von Empfehlung und Evidenz", "Praktikabilität", "Empfehlungen zur Implementierung". Künftigen deutschen Hypertonieleitlinienprogrammen wird die Berücksichtigung folgender Kriterien empfohlen: (1) Formulierung der Empfehlungen mittels standardisierter, transparenter Konsensusprozesse auf der Grundlage systematisch recherchierter und bewerteter Evidenz, (2) Verknüpfung von Evidenz und Empfehlungen, (3) Erarbeitung unterschiedlicher anwender- und verbraucherorientierter Versionen, (4) Erarbeitung leitliniengestützter Trainingsmaterialien für Anwender, (5) kurzfristige Aktualisierung.

Inhaltliche Bewertung: Keine der bewerteten Leitlinien entspricht vollständig den folgenden inhaltlichen Eckpunkten, die die Fokusgruppe für eine überregionale deutsche Hypertonieleitlinie empfiehlt: (1) Definition / Epidemiologie / Versorgungsprobleme, (2) Technik der Blutdruckmessung, (3) Anamnese und körperliche Untersuchung, (4) Casefinding / Screening, (5) Schnittstellen in der Patientenversorgung, (6) Risikoeinschätzung, (7) Weiterführende Diagnostik, (8) Therapieindikationen / -ziele, (9) Nicht medikamentöse Therapie, (10) Pharmakotherapie, (11) Follow-up / Schulung / Motivation / Compliance, (12) Besonderheiten / Komorbidität / spezielle Populationen, (13) Prävention (14) Qualitätssicherung/-management (15) Disseminierung / Implementierung (16) Offene Fragen / Forschungsauftrag für die Zukunft.

Nach Vorstellung der Experten sollten die handlungsrelevanten Empfehlungen einer solchen Leitlinie künftig nicht nur an der Höhe des Blutdrucks, sondern an dem aus mehreren Risikofaktoren bestimmten individuellen Gesamtrisiko für Herz-Kreislauf-Erkrankungen (Hypertoniefolgeerkrankungen) orientiert sein (im Folgenden "kardiovaskuläres Gesamtrisiko" genannt).

Die Grundlage sämtlicher Empfehlungen (Belege, Konsens, Erfahrung) sollte stets explizit benannt werden (evidenzbasiert). Ökonomische Implikationen sind als Kriterium bei alternativen Handlungsoptionen explizit zu berücksichtigen. Die Formulierung der Leitlinie sollte den Handlungskontext der angesprochenen Nutzer (z.B. ambulant tätige Ärzte) berücksichtigen.

Anhand beispielhafter Textbausteine aus den bewerteten Leitlinien wird dargelegt, dass die Erarbeitung einer nationalen Hypertonie Leitlinien, die den formalen und inhaltlichen Qualitätskriterien des Clearingverfahrens entspricht, kurzfristig und mit überschaubarem Aufwand möglich ist.

2. Leitlinien Clearingbericht "Schmerztherapie bei Tumorpatienten"

HINTERGRUND

Zur Qualitätsförderung der Gesundheitsversorgung von Menschen mit Tumorschmerzen verabredeten die Spitzenverbände der Selbstverwaltungskörperschaften im Gesundheitswesen 1999 die Durchführung eines Leitlinien-Clearingverfahrens zu nationalen, deutsch- und englischsprachigen Tumorschmerzleitlinien.

ZIELSETZUNG

Recherche, formale und inhaltliche Bewertung deutsch- und englischsprachiger Tumorschmerzleitlinien nach den Methoden der evidenzbasierten Medizin. Qualitätsdarlegung für Leitlinien, die den internationalen Qualitätsstandards entsprechen. Formulierung von Empfehlungen für eine nationale, evidenzbasierte Tumorschmerzleitlinie.

METHODE:

Leitlinienrecherche, formale Bewertung: Datenbank-Recherche in Medline, Healthstar, Embase, Leitlinien-In-Fo für den Zeitraum 1990 bis 1999. Sichten des Ergebnisses (347 Zitate) bzw. der den Einschlusskriterien entsprechenden Abstracts (n = 104). Von diesen Treffern entsprachen 21 rein formal den Bewertungskriterien für Leitlinien.

Inhaltliche Bewertung: Inhaltliche Bewertung von 13 Leitlinien mit folgenden Einschlusskriterien: Tumorschmerztherapie - allgemein, deutsche und englische Leitlinien von überregionaler Bedeutung, aktuellste verwendete Originalliteratur nach 1990, aktuellste Version bei mehreren Leitlinien eines Herausgebers. Bewertung durch eine Fokusgruppe von ärztlichen Leitlinienanwendern aus ambulanter und stationärer Versorgung sowie Methodikern ("Expertenkreis Tumorschmerztherapie der Ärztlichen Zentralstelle Qualitätssicherung").

Berichtsverfahren: Schriftliche Darlegung von formaler / inhaltlicher Bewertung mittels strukturierter Abstracts, Formulierung von Eckpunkten einer nationalen Musterleitlinie Tumorschmerztherapie und Darlegung beispielhafter Textbausteine auf der Grundlage der Recherche- und Bewertungsergebnisse.

ERGEBNISSE

Formale Bewertung: 13 von 21 Leitlinien entsprachen den o.g. Einschlusskriterien und wurden formal mit der Checkliste des Leitlinien-Clearingverfahrens bewertet. Deutliche Qualitätsschwankungen fanden sich insbesondere bezüglich der Faktoren: "Transparenz des Entwicklungsprozesses", "Unabhängigkeit der Entwicklung", "Verknüpfung von Empfehlung und Evidenz", "Praktikabilität", "Empfehlungen zur Implementierung". Künftigen deutschen Tumorschmerz-Leitlinienprogrammen wird die Berücksichtigung folgender Kriterien empfohlen: (1) Formulierung der Empfehlungen mittels standardisierter, transparenter Konsensusprozesse auf der Grundlage systematisch recherchierter und bewerteter Evidenz, (2) Verknüpfung von Evidenz und Empfehlungen, (3) Erarbeitung unterschiedlicher anwender- und verbraucherorientierter Versionen, (4) Erarbeitung leitliniengestützter Trainingsmaterialien für Anwender, (5) kurzfristige Aktualisierung.

Inhaltliche Bewertung: Keine der bewerteten Leitlinien entspricht vollständig den folgenden inhaltlichen Eckpunkten, die die Fokusgruppe für eine überregionale deutsche Tumorschmerz- Leitlinie empfiehlt: (1) Zielgruppe und Epidemiologie (2) Schmerzursachen, (3) Indikation,
(4) Therapieziele, (5) Diagnostik und Schmerzevaluation, (6) Grundsätze der Behandlungsstrategie, (7) Therapie: Pharmakotherapie, Nichtmedikamentöse Therapie, Besondere Patientengruppen, Therapiekontrolle / Monitoring / Qualitätssicherung, (8) Ethische Aspekte, (9) Strukturelle Aspekte, (10) Implementierung.

Die Grundlage sämtlicher Empfehlungen (wissenschaftlich, Konsens, Erfahrung) sollte stets explizit benannt werden (evidenzbasiert). Ökonomische Implikationen sind als Kriterium bei alternativen Handlungsoptionen explizit zu berücksichtigen. Die Formulierung der Leitlinie sollte den Handlungskontext der angesprochenen Nutzer (z. B. ambulant tätige Ärzte) berücksichtigen.

Die Ergebnisse des Expertenkreises Tumorschmerz zeigen anhand beispielhafter Textbausteine aus den bewerteten Leitlinien, dass die Erarbeitung einer nationalen Tumorschmerz-Leitlinie, die den formalen und inhaltlichen Qualitätskriterien des Clearingverfahrens entspricht, kurzfristig und mit überschaubarem Aufwand möglich ist.

3. Leitlinien Clearingbericht "Akuter Rückenschmerz"

HINTERGRUND

Zur Qualitätsförderung der Gesundheitsversorgung von Menschen mit Rückenschmerz verabredeten die Spitzenverbände der Selbstverwaltungskörperschaften im Gesundheitswesen 1999 die Durchführung eines Leitlinien-Clearingverfahrens zu nationalen, deutsch- und englischsprachigen Rückenschmerzleitlinien .

ZIELSETZUNG

Recherche, formale und inhaltliche Bewertung deutsch- und englischsprachiger Rückenschmerzleitlinien nach den Methoden der evidenzbasierten Medizin. Qualitätsdarlegung für Leitlinien, die den internationalen Qualitätsstandards entsprechen. Formulierung von Empfehlungen für eine nationale evidenzbasierte Rückenschmerzleitlinie.

METHODE

Leitlinienrecherche, formale Bewertung: Datenbank-Recherche in Medline, Healthstar , Embase, Leitlinien-In-Fo für den Zeitraum 1/1990 bis 10/2000. Sichten des Ergebnisses (154 Zitate) bzw. der den Einschlusskriterien entsprechenden Abstracts (n = 59). Formale Bewertung von 15 (17) Leitlinien mit der Leitliniencheckliste des Clearingverfahrens (2 Leitlinien wurden im Zeitraum des Clearingverfahrens in überarbeitet Form neu veröffentlicht).

Inhaltliche Bewertung: Inhaltliche Bewertung von 15 Leitlinien mit folgenden Einschluss- Kriterien : Rückenschmerz-allgemein, deutsch und englische Leitlinie von überregionaler Bedeutung, aktuellste verwendete Originalliteratur nach 1992, aktuellste Version bei mehreren Leitlinien eines Herausgebers. Bewertung durch Fokusgruppe von ärztlichen Leitlinienanwendern aus ambulanter und stationärer Versorgung sowie Methodikern.

Berichtsverfahren: Schriftliche Darlegung von formaler / inhaltlicher Bewertung mittels strukturierter Abstracts, Formulierung von Eckpunkten einer nationalen Musterleitlinie „akuter Rückenschmerz" und Darlegung beispielhafter Textbausteine auf der Grundlage der Recherche- und Bewertungsergebnisse.

ERGEBNISSE

Formale Bewertung: 15 von 59 (61) formal bewerteten Leitlinien entsprachen den formalen Bewertungsstandards der Checkliste des Leitlinien-Clearingverfahrens. Deutliche Qualitätsschwankungen fanden sich insbesondere bezüglich der Faktoren: "Transparenz des Entwicklungsprozesses", "Unabhängigkeit der Entwicklung", "Verknüpfung von Empfehlung und Evidenz", "Praktikabilität", "Empfehlungen zur Implementierung". Künftigen deutsche Rückenschmerzleitlinienprogrammen wird die Berücksichtigung folgender Kriterien empfohlen: (1) Formulierung der Empfehlungen mittels standardisierter, transparenter Konsensusprozesse auf der Grundlage systematischer recherchierter und bewerteter Evidenz, (2) Verknüpfung von Evidenz und Empfehlungen, (3) Erarbeitung unterschiedlicher anwender- und verbraucherorientierter Versionen, (4) Erarbeitung leitliniengestützter Trainingsmaterialien für Anwender, (5) kurzfristige Aktualisierung.

Inhaltliche Bewertung: Keine der bewerteten Leitlinien entspricht vollständig den folgenden inhaltlichen Eckpunkten, die die Fokusgruppe für eine überregionale deutsche Rückenschmerz - Leitlinie empfiehlt:
(1) Einleitung (Definition – Epidemiologie – Versorgungsprobleme – Ziele – Adressaten), (2) Diagnostik und Schmerzevaluation, (3) Therapieziele, (4) Therapiekontrolle (Monitoring), (5) Therapie (Grundsätze der Behandlungsstrategien), (6) Nicht-invasive Therapie, (7) Medikamentöse Therapie, (8) Psychologische Interventionen, (9) Invasive Therapie, (10) Multidisziplinäre / Multimodale Therapie, (11) Prävention, (12) Implementierung (13) Patienteninformation / Edukation, (14) Qualitätsindikatoren.

Die Grundlage sämtlicher Empfehlungen (wissenschaftlich, Konsens, Erfahrung) sollte stets explizit benannt werden (evidenzbasiert). Ökonomische Implikationen sind als Kriterium bei alternativen Handlungsoptionen explizit zu berücksichtigen. Die Formulierung der Leitlinie sollte den Handlungskontext der angesprochenen Nutzer (z.B. ambulant tätige Ärzte) berücksichtigen.

Anhand beispielhafter Textbausteine aus den bewerteten Leitlinien wird dargelegt, dass die Erarbeitung einer nationalen Leitlinie „akuter Rückenschmerz", die den formalen und inhaltlichen Qualitätskriterien des Clearingverfahrens entspricht, kurzfristig und mit überschaubarem Aufwand möglich ist.

4. Leitlinien Clearingbericht "Diabetes mellitus Typ 2 "

HINTERGRUND
Zur Qualitätsförderung der Gesundheitsversorgung von Menschen mit Diabetes mellitus verabredeten die Spitzenverbände der Selbstverwaltungskörperschaften im Gesundheitswesen 2000 die Durchführung eines Leitlinien-Clearingverfahrens zu nationalen, deutsch- und englischsprachigen Leitlinien zur Therapie des Diabetes mellitus Typ 2.

ZIELSETZUNG
Es erfolgte eine Recherche, formale und inhaltliche Bewertung deutsch- und englischsprachiger Leitlinien zum Diabetes mellitus Typ 2 nach den Methoden der evidenzbasierten Medizin mit dem Ziel der Qualitätsdarlegung für Leitlinien, die den internationalen Qualitätsstandards entsprechen. Hieraus werden Empfehlungen für eine nationale, evidenzbasierte Leitlinie Diabetes mellitus Typ 2 formuliert.

METHODE
Leitlinienrecherche, methodische Bewertung: Datenbankrecherche in Medline, Healthstar, Embase, Leitlinien-In-Fo für den Zeitraum von 1990 bis 2000. Einschlusskriterien für die Bewertung waren: Sprachen Deutsch / Englisch; überregionale und aktuellste Leitlinie, Management des Diabetes Typ 2. Sichten des Ergebnisses (193 Zitate). Die Einschlusskriterien erfüllten 17 Leitlinien, bei diesen erfolgte die methodische Bewertung mit Hilfe der Checkliste Methodische Qualität von Leitlinien.

Inhaltliche Bewertung: Die inhaltliche Bewertung der 17 Leitlinien erfolgte durch eine Fokusgruppe von ärztlichen Leitlinienanwendern aus ambulanter und stationärer Versorgung sowie Methodikern („Expertenkreis Diabetes mellitus Typ 2 der Ärztlichen Zentralstelle Qualitätssicherung").

Berichtsverfahren: Schriftliche Darlegung von formaler / inhaltlicher Bewertung mittels strukturierter Abstracts, Formulierung von Eckpunkten einer nationalen Musterleitlinie Diabetes mellitus Typ 2 und Darlegung beispielhafter Textbausteine auf der Grundlage der Recherche- und Bewertungsergebnisse.

ERGEBNISSE
Methodische Bewertung: 17 Leitlinien entsprachen den o.g. Einschlusskriterien und wurden mit der Checkliste des Leitlinien-Clearingverfahrens bewertet. Deutliche Qualitätsschwankungen fanden sich insbesondere bezüglich der Faktoren: „Transparenz des Entwicklungsprozesses", „Unabhängigkeit der Entwicklung", „Verknüpfung von Empfehlung und Evidenz", „Praktikabilität", „Empfehlungen zur Implementierung".
Bei der methodischen Bewertung zeigten 2 Leitlinien (Canadian Diabetes Association und Veterans Health Administration) eine dokumentierte und klassifizierte Dokumentation der Evidenz, 5 Leitlinien (American Diabetes Association, Deutsche Diabetes Gesellschaft, Institute for Clinical Systems Improvement, New South Wales Health Department, New Zealand Guidelines Group) setzen die Anforderungen der evidenzbasierten Medizin nur teilweise um. Die Leitlinie der Deutschen Diabetes Gesellschaft ist wegen fehlender Inhalte zur Diagnostik und Therapie des Diabetes mellitus Typ 2 nur eingeschränkt bewertbar.

Künftigen deutschen Leitlinienprogrammen zum Thema Diabetes mellitus Typ 2 wird die Berücksichtigung folgender Kriterien empfohlen: (1) Formulierung der Empfehlungen mittels standardisierter, transparenter Konsensusprozesse auf der Grundlage systematisch recherchierter und bewerteter Evidenz, (2) Verknüpfung von Evidenz und Empfehlungen, (3) Erarbeitung unterschiedlicher anwender- und verbraucherorientierter Versionen, (4) Erarbeitung leitliniengestützter Trainingsmaterialien für Anwender, (5) kurzfristige Aktualisierung.

Inhaltliche Bewertung: Keine der bewerteten Leitlinien entspricht vollständig den folgenden inhaltlichen Eckpunkten, die die Fokusgruppe für eine überregionale deutsche Leitlinie
Diabetes mellitus Typ 2 empfiehlt:
- Definition des Anwendungsbereichs der Leitlinie
- Definition und Klassifikation des Diabetes mellitus
- Diagnostik
- Risikofaktoren für Diabetes / Komorbiditäten / Prävention
- Screening
- Therapieindikation, Therapieziel, Therapieindikatoren, Therapiekontrolle
- Nichtmedikamentöse Therapie
- Medikamentöse Therapie
- Notfallmaßnahmen
- Therapiekontrolle und Monitoring von Risikofaktoren
- Selbstkontrolle
- Diagnostik / Prävention / Therapie der Folgeerkrankungen
- Implementierungsinstrumente
- Maßnahmen zur Qualitätssicherung und zum Qualitätsmanagement
- Definition, Zuständigkeit und Interaktion der Versorgungsebenen
- Aspekte der Rehabilitation
- Compliancefördernde Maßnahmen
- Schulung
- Psychosoziale, sozial- und arbeitsmedizinische Aspekte
- Kosten- / Nutzenüberlegungen.

Es werden zu den Vorschlägen der durch die Leitlinie abzudeckenden Bereiche beispielhafte Textbausteine aus den bewerteten Leitlinien gezeigt. Diese können als eine Grundlage zur Erarbeitung einer nationalen Leitlinie Diabetes mellitus Typ 2, welche den formalen und inhaltlichen Qualitätskriterien des Clearingverfahrens entspricht, dienen.

5. Leitlinien Clearingbericht "Asthma bronchiale"

HINTERGRUND

Zur Qualitätsförderung der Gesundheitsversorgung von Menschen mit Asthma bronchiale verabredeten die Spitzenverbände der Selbstverwaltungskörperschaften im Gesundheitswesen im Jahr 2000 die Durchführung eines Leitlinien-Clearingverfahrens zu deutsch- und englischsprachigen Asthma bronchiale-Leitlinien.

ZIELSETZUNG

Recherche, formale und inhaltliche Bewertung der Leitlinien nach den Methoden der evidenzbasierten Medizin mit dem Ziel der Qualitätsdarlegung für Leitlinien, die den internationalen Standards entsprechen. Formulierung von Empfehlungen für eine nationale, evidenzbasierte Leitlinie zum Asthma bronchiale.

METHODE

Leitlinienrecherche und formale Bewertung im Clearingverfahren Asthma bronchiale: Systematische Datenbankrecherche nach deutsch und englischsprachigen Leitlinien (niederländisch als Nachrecherchebeschluss des Expertenkreises) in Xmed (inkl. Medline, Embase etc.) und dem Angebot aus dem Leitlinien-Informationssystem unter http://www.leitlinien.de/ für den Zeitraum Januar 1990- März 2000.
Sichten der Ergebnisse (502 Zitate und Abstracts).

Inhaltliche Bewertung: Inhaltliche Bewertung von 16 Leitlinien mit folgenden Einschlusskriterien: Asthma bronchiale, deutsch- und englischsprachige Versionen von überregionaler Bedeutung, aktuellste verwendete Originalliteratur nach 1994, aktuellste gültige Version bei mehreren Leitlinien eines Herausgebers. Die niederländischen Zitate konnten wegen nicht verfügbarer deutsch- oder englischsprachiger Übersetzung nicht in die methodische Bewertung aufgenommen werden. Inhaltliche Bewertung durch eine Fokusgruppe von ärztlichen Leitlinienanwendern aus ambulanter und stationärer Versorgung sowie Methodikern (Expertenkreis Asthma bronchiale der Ärztlichen Zentralstelle Qualitätssicherung).

Berichtsverfahren: Schriftliche Bewertung von formaler / inhaltlicher Bewertung mittels strukturierter Abstracts, Formulierung von Eckpunkten einer nationalen Musterleitlinie „Asthma bronchiale" und Darlegung beispielhafter Textbausteine auf der Grundlage der Recherche- und Bewertungsergebnisse.

ERGEBNISSE

16 Leitlinien wurden formal mit der „Checkliste methodische Qualität von Leitlinien" des Leitlinien-Clearingverfahrens bewertet. Deutliche Unterschiede in der Qualität fanden sich bezüglich des Entwicklungsprozesses, der Verknüpfung der Empfehlungen mit der Evidenz und Empfehlungen zur Implementierung.

Künftigen deutschen Asthma bronchiale-Leitlinienprogrammen wird die Berücksichtigung folgender Kriterien empfohlen: (1) Formulierung der Empfehlungen mittels standardisierter, transparenter Konsensusprozesse auf der Grundlage systematisch recherchierter und bewerteter Evidenz, (2) Verknüpfung von Evidenz und Empfehlungen, (3) Erarbeitung unterschiedlicher, an die Zielgruppen angepasster Versionen für Anwender und Patienten und / oder Angehörige, (4) Erarbeitung leitliniengestützter Trainingsmaterialien für Anwender, (5) kurzfristige Aktualisierung, (6) Berücksichtigung der Vorschläge zum methodischen Vorgehen und Begründung von Abweichungen im empfohlenen methodischen Vorgehen.

Inhaltliche Bewertung: Keine der bewerteten Leitlinien entspricht vollständig den folgenden inhaltlichen Eckpunkten, die die Fokusgruppe für eine überregionale deutsche Asthma bronchiale-Leitlinie empfiehlt: (1) Ziele und Anwendungsbereich, (2) Definition des Asthma bronchiale, (3) Krankheitsursachen, (4) Formen des Asthma bronchiale, (5) Schweregrade, (6) Diagnostik / Differenzialdiagnostik, (7) Therapieziel und Grundsätze der Behandlungsstrategie, (8) Prävention, (9) Medikamentöse Therapie (Erprobte und in Erprobung befindliche Verfahren), (10) Nicht medikamentöse Verfahren (Schulung, Sport (Lungensport), Biopsychosoziale Krankheits- und Behandlungskonzepte (Verhaltens-medizin), in Erprobung befindliche nicht medikamentöse Verfahren), (11) Therapiekontrolle und Compliance, (12) Notfalltherapie, (13) Rehabilitation, (14) Komorbidität, (15) Spezielle Aspekte, (16) Versorgungskoordination, (17) Qualität der Versorgung (Qualitätsmanagement, Hinweise zur wirtschaftlichen Versorgung, (18) Implementierung.

Die Grundlage sämtlicher Empfehlungen (wissenschaftlich, Konsens, Erfahrung) sollte stets explizit benannt werden (Evidenzbasierung). Ökonomische Implikationen sind als Kriterium bei alternativen Handlungsoptionen explizit zu berücksichtigen. Die Formulierungen der Leitlinie sollten den Handlungskontext der angesprochenen Nutzer (z. B. Hausärzte) berücksichtigen.

Die Ergebnisse des Expertenkreises Asthma bronchiale zeigen anhand beispielhafter Textbausteine aus den bewerteten Leitlinien, dass die Erarbeitung einer nationalen Asthma bronchiale-Leitlinie, die den formalen und inhaltlichen Qualitätskriterien des Clearingverfahrens entspricht, auf bestehende Leitlinien abgestützt werden kann.

6. Leitlinien Clearingbericht "Koronare Herzkrankheit"

HINTERGRUND

Zur Qualitätsförderung der Gesundheitsversorgung von Menschen mit Koronarer Herzkrankheit verabredeten die Spitzenverbände der Selbstverwaltungskörperschaften im Gesundheitswesen im Jahr 2001 die Durchführung eines Leitlinien-Clearingverfahrens zu deutsch- und englischsprachigen Leitlinien für die Koronare Herzkrankheit (KHK).

ZIELSETZUNG

Recherche, formale und inhaltliche Bewertung der Leitlinien nach den Methoden der evidenzbasierten Medizin mit dem Ziel der Qualitätsdarlegung für Leitlinien, die den internationalen Standards entsprechen. Formulierung von Empfehlungen für eine nationale, evidenzbasierte Leitlinie zur KHK.

METHODE

Leitlinienrecherche und formale Bewertung im Clearingverfahren KHK:

Systematische Datenbankrecherche nach deutsch und englischsprachigen Leitlinien in Xmed (inkl. Medline, Embase etc.) und dem Angebot aus dem Leitlinien-Informationssystem unter *http://www.leitlinien.de/* für den Zeitraum Januar 1990-2001 mit insgesamt 1836 Treffern.
Nach Bereinigung der Suchergebnisse (Dubletten, unkorrekte Verschlagwortung) wurden 152 Zitate und Abstracts gesichtet und insgesamt 23 Leitlinien methodisch bewertet.

Inhaltliche Bewertung: Inhaltliche Bewertung von 23 Leitlinien mit folgenden Einschlusskriterien: KHK, deutsch- und englischsprachige Versionen von überregionaler Bedeutung, keine Leitlinie zur Primärprävention, aktuellste gültige Version bei mehreren Leitlinien eines Herausgebers. Inhaltliche Bewertung durch eine Fokusgruppe von ärztlichen Leitlinienanwendern aus ambulanter und stationärer Versorgung sowie Methodikern (Expertenkreis KHK der Ärztlichen Zentralstelle Qualitätssicherung).

Berichtsverfahren: Schriftliche Bewertung von formaler / inhaltlicher Bewertung mittels strukturierter Abstracts, Formulierung von Eckpunkten einer nationalen Musterleitlinie „Koronare Herzkrankheit" und Darlegung beispielhafter Textbausteine auf der Grundlage der Recherche- und Bewertungsergebnisse.

ERGEBNISSE

23 Leitlinien wurden formal mit der „Checkliste methodische Qualität von Leitlinien" des Leitlinien-Clearingverfahrens bewertet. Unterschiede in der Qualität fanden sich bezüglich des Entwicklungsprozesses, der Verknüpfung der Empfehlungen mit der Evidenz und Empfehlungen zur Implementierung.
Künftigen deutschen KHK-Leitlinienprogrammen wird die Berücksichtigung folgender Kriterien empfohlen: (1) Formulierung der Empfehlungen mittels standardisierter, transparenter Konsensusprozesse auf der Grundlage systematisch recherchierter und bewerteter Evidenz, (2) Verknüpfung von Evidenz und Empfehlungen, (3) Erarbeitung unterschiedlicher, an die Zielgruppen angepasster Versionen für Anwender und Patienten und / oder Angehörige, (4) Erarbeitung leitliniengestützter Trainingsmaterialien für Anwender, (5) kurzfristige Aktualisierung, (6) Berücksichtigung der Vorschläge zum methodischen Vorgehen und Begründung von Abweichungen im empfohlenen methodischen Vorgehen.

Inhaltliche Bewertung
Keine der bewerteten Leitlinien entspricht vollständig den folgenden inhaltlichen Eckpunkten, die die Fokusgruppe für eine überregionale deutsche KHK-Leitlinie empfiehlt: (1) Ziele und Anwendungsbereich, (2) Definition und Unterteilung der einzelnen Manifestationen der KHK, (3) Krankheitsursachen, Risikofaktoren und Risikomarker (4) Komorbidität, (5) Prävention, (6) Spezielle Aspekte, (7) Diagnostik / Differenzialdiagnostik und Kriterien der Einstufung / Früherkennung und Screening / Verlaufskontrolle, (8) Grundsätze der Behandlungsstrategie, (9) Risikostratifizierung / Prognose, (10) Allgemeine therapeutische Maßnahmen, (11) Spezifische Medikamentöse Therapie, (12) Interventionelle Therapie, (13) Rehabilitation ambulant / stationär, (14) Notfalltherapie, (15) Versorgungskoordination / Schnittstellen der Versorgung, (16) Qualität der Versorgung und Hinweise zur wirtschaftlichen Versorgung, (17) Disseminierung und Implementierung.

Die Grundlage sämtlicher Empfehlungen (wissenschaftlich, Konsens, Erfahrung) sollte stets explizit benannt werden (Evidenzbasierung). Ökonomische Implikationen sind als Kriterium bei alternativen Handlungsoptionen explizit zu berücksichtigen. Die Formulierungen der Leitlinie sollten den Handlungskontext der angesprochenen Nutzer (z. B. Hausärzte) berücksichtigen.

Die Ergebnisse des Expertenkreises KHK zeigen anhand beispielhafter Textbausteine aus den bewerteten Leitlinien, dass die Erarbeitung einer nationalen KHK-Leitlinie, die den formalen und inhaltlichen Qualitätskriterien des Clearingverfahrens entspricht, auf bestehende Leitlinien abgestützt werden kann.

7. Leitlinien Clearingbericht "Depression"

HINTERGRUND

Zur Qualitätsförderung der Gesundheitsversorgung von Menschen mit Depressionen verabredeten die Spitzenverbände der Selbstverwaltungskörperschaften im Gesundheitswesen im Jahr 2001 die Durchführung eines Leitlinien-Clearingverfahrens zu deutsch- und englischsprachigen Depressions-Leitlinien.

ZIELSETZUNG

Recherche, formale und inhaltliche Bewertung der Leitlinien nach den Methoden der evidenzbasierten Medizin mit dem Ziel der Qualitätsdarlegung für Leitlinien, die den internationalen Standards entsprechen. Formulierung von Empfehlungen für eine nationale, evidenzbasierte Leitlinie Depression.

METHODE:

Leitlinienrecherche und formale Bewertung im Clearingverfahren Depression:

Systematische Datenbankrecherche nach deutsch- und englischsprachigen Leitlinien aus dem Angebot des Leitlinien-Informationssystems des ÄZQ unter http://www.leitlinien.de/ und Literaturdatenbanken (X Med) für den Zeitraum Januar 1991- 2001.
Von 843 Treffern in Literatur- und Leitliniendatenbanken wurden 128 Zitate im Volltext gesichtet. 20 Leitlinien erfüllten primär die Einschlusskriterien.
Nach Abschluss der Recherche erschien im Jahr 2002 die Leitlinie „Psychotherapie der Depression". Diese wurde zusätzlich in die Bewertung aufgenommen.

Inhaltliche Bewertung: Inhaltliche Bewertung von 21 Leitlinien mit folgenden Einschlusskriterien: ärztliche Therapieleitlinie zu „Depression" (major depression, bipolar depression), deutsch- und englischsprachige Versionen überregionaler Leitlinien, aktuellste gültige Version bei mehreren Leitlinien eines Herausgebers ohne Einschränkung des Geltungsbereiches. Inhaltliche Bewertung durch eine Fokusgruppe von Leitlinienanwendern aus ambulanter und stationärer Versorgung sowie Methodikern (Expertenkreis Depression des Ärztlichen Zentrums für Qualität in der Medizin).
Berichtsverfahren: Schriftliche Darlegung der Ergebnisse der formalen Bewertung mittels strukturierter Abstracts, Formulierung von Eckpunkten einer nationalen Musterleitlinie „Depression" und Darlegung beispielhafter Textbausteine auf der Grundlage der Recherche- und Bewertungsergebnisse.

ERGEBNISSE

21 Leitlinien wurden formal mit der Checkliste „Methodische Qualität von Leitlinien" des Leitlinien-Clearingverfahrens bewertet. Deutliche Unterschiede in der Qualität fanden sich bezüglich des Entwicklungsprozesses, der Verknüpfung der Empfehlungen mit der Evidenz und Empfehlungen zur Implementierung.

INHALTLICHE BEWERTUNG

Keine der bewerteten Leitlinien entspricht vollständig den folgenden inhaltlichen Eckpunkten, die die Fokusgruppe für eine überregionale deutsche Depressions-Leitlinie empfiehlt:
1. Anwendungsbereich
2. Bereich Epidemiologie, Ätiopathogenese und Risikofaktoren:
   Deskriptive Epidemiologie, Ätiopathogenese und Risikofaktoren, Prognosefaktoren.
3. Bereich Diagnostik:
   Psychopathologie (technical terms), Syndromale Diagnostik, Diagnostik spezieller Symptome, Mehraxiale Diagnostik, Nosologische / Kategoriale Diagnosen, Differenzialdiagnostik und Komorbidität, Zusatzdiagnostik, Funktionseinschränkungen, Stufenplan der Diagnostik / Red Flags, Verlaufs-, Prognosediagnostik / Verlaufstypologien, Screening-Diagnostik.
4. (Primäre-)Prävention
5. Bereich Therapie:
   Behandlungsziele /-planung /-management, Interaktion der Behandler und Versorgungsebenen (Stufenpläne), Psychoedukation/ Patientenführung, Psychotherapieverfahren, Pharmakotherapie, Nichtmedikamentöse somatische Therapieverfahren, Therapie von Komorbidität, Depression in speziellen Gruppen, Notfallmaßnahmen / Prävention von Notfällen, Management bei Suizid(-gefährdung), Compliance, Familienmedizin / Beratung Angehöriger, Anforderungen an therapeutische und nicht therapeutische Beratung durch Dritte, Rehabilitation.
6. Bereich Organisation / Methodik:
   Rahmenbedingungen der Leitlinienanwendung, Kosten / Nutzen, Maßnahmen des Qualitätsmanagements, Überprüfung der Leitlinien Anwendung / Implementierung.

EMPFEHLUNGEN

Künftigen deutschen Depressions-Leitlinienprogrammen wird die Berücksichtigung folgender Kriterien empfohlen:
➢ Berücksichtigung der Vorschläge zum methodischen Vorgehen und Begründung von Abweichungen im empfohlenen methodischen Vorgehen.
➢ Die Grundlage sämtlicher Empfehlungen (wissenschaftlich, Konsens, Erfahrung) sollte stets explizit benannt werden (Evidenzbasierung).
➢ Die Formulierungen der Leitlinie sollten den Handlungskontext der angesprochenen Nutzer (z. B. Hausärzte) berücksichtigen. Für die unterschiedliche Anwender Zielgruppen wird die Erstellung von, angepassten Versionen für verschiedene Gruppen von Therapeuten, Patienten und / oder Angehörigen empfohlen.
➢ Für die Interaktion der Anwenderzielgruppen ist es erforderlich, dass das Krankheitsbild „Depression" und die Kriterien zur Festlegung der Diagnose einheitlich und interdisziplinär festgelegt werden.
Zu den Vorschlägen der durch eine Leitlinie abzudeckenden Bereiche werden auch beispielhafte Textbausteine aus den bewerteten Leitlinien gezeigt. Diese können als eine Grundlage zur Erarbeitung einer nationalen Leitlinie Depression, die den formalen und inhaltlichen Qualitätskriterien des Clearingverfahrens entspricht, dienen.

8. Leitlinien Clearingbericht "COPD"

HINTERGRUND UND ZIELSETZUNG

Zur Qualitätsförderung der Gesundheitsversorgung von Patienten mit COPD verabredeten die Spitzenverbände der Selbstverwaltungskörperschaften im Gesundheitswesen die Durchführung eines Clearingverfahrens zu deutsch- und englischsprachigen Leitlinien zur Behandlung von Patienten mit COPD. Ziel dieses Clearingverfahrens ist die vergleichende Qualitätsdarlegung von Methodik und Inhalt von Leitlinien und daraus resultierend, die Erstellung von Empfehlungen, die bei der Entwicklung einer nationalen, evidenzbasierten Leitlinie zur Behandlung von Patienten mit COPD beachtet werden sollen.

RECHERCHE

Systematische Datenbankrecherche nach deutsch- und englischsprachigen ärztlichen Leitlinien zur Behandlung von Patienten mit COPD für den Zeitraum von 1992 bis 2002. Zusätzlich wurden die Subdisziplinen „Chronische Bronchitis" und „Exazerbationen" und der Versorgungsbereich „Rehabilitation" der COPD mit erfasst. Die Gesamttrefferzahl belief sich auf 538. Nach Ausschluss von Dubletten bzw. Literaturzitaten wurden 48 Leitlinien im Volltext gesichtet.

BEWERTUNG

Unter Beachtung der überregionalen Gültigkeit und weiterer Einschlusskriterien konnten 20 deutsch- bzw. englischsprachige internationale Leitlinien zur Behandlung der COPD in das Clearingverfahren aufgenommen werden. Die Bewertung der methodischen Aspekte der Leitlinien erfolgte anhand der Checkliste „Methodische Qualität von Leitlinien" (2. Version, 8/1999). Ein multidisziplinär aus Leitlinienanwendern und Methodikern zusammengesetzter Expertenkreis konsentierte die Auswahl der Leitlinien und die Bewertung der Methodik. Er führte eine Bewertung der Inhalte der eingeschlossenen Leitlinien hinsichtlich ihrer Angemessenheit und Praktikabilität für das deutsche Gesundheitssystem durch.

I. ERGEBNISSE DER BEWERTUNG DER METHODISCHEN QUALITÄT

Neun Leitlinien zeichnen sich durch die Dokumentation einer systematischen Literaturrecherche unter gleichzeitiger Verknüpfung der Leitlinienempfehlungen mit der zugrunde liegenden Evidenz aus. Als weiteres Qualitätskriterium geben einige dieser Leitlinien zusätzlich die Verwendung eines formalisierten Konsensusverfahrens bei der Entscheidungsfindung an. Keine der Leitlinien erfüllt vollständig die Kriterien der Checkliste „Methodische Qualität von Leitlinien". Künftigen deutschen Leitlinienprogrammen zur Behandlung der COPD wird insbesondere die Berücksichtigung folgender methodischer Aspekte empfohlen: (1) Formulierung der Empfehlungen auf der Grundlage systematisch recherchierter und bewerteter Evidenz, (2) Verknüpfung von Evidenz und Empfehlungen, (3) Verwendung standardisierter, transparenter Konsensusprozesse, (4) Angaben zur Zusammensetzung des Leitliniengremiums unter Berücksichtigung von relevanten Anwendern und Betroffenen, (5) Darlegung von möglichen Interessenkonflikten, (6) Festlegung von Gültigkeitsdauer und Konkretisierung des Verfahrens für Aktualisierung und Fortschreibung, (7) Definition des Anwendungsbereiches, (8) Berücksichtigung des Handlungskontextes der angesprochenen Nutzer und der Schnittstellen zwischen den Behandlungsebenen, (9) Einbindung von Patienten in Entscheidungsprozesse, (10) Erarbeitung unterschiedlicher, an die Zielgruppen angepasster Versionen für Anwender und Patienten und / oder Angehörige, (11) Darlegung eines Implementierungskonzeptes, (12) Beschreibung von Verfahren, wie der Nutzen der Leitlinie sowohl für Patienten als auch für das Gesundheitssystem ermittelt werden soll.

II. ERGEBNISSE DER BEWERTUNG DER INHALTE

Der Expertenkreis definierte inhaltliche Eckpunkte, die bei Erstellung einer überregionalen deutschen Leitlinie zur Behandlung der COPD berücksichtigt werden sollen. Das Ausmaß, in dem die Inhalte der Leitlinien den Anforderungen des deutschen Gesundheitssystems gerecht werden, und inwieweit sie sich inhaltlich voneinander unterscheiden, wurde ermittelt. Darauf aufbauend formulierte der Expertenkreis Vorschläge, die bei der Entwicklung der Struktur und des Inhalts einer nationalen Leitlinie zur Behandlung der COPD berücksichtigt werden sollten. Durch die Auswahl von Beispielen aus den bewerteten Leitlinien wurde die Umsetzbarkeit der aufgestellten Forderungen belegt. Als Ergebnis dieser inhaltlichen Qualitätsprüfung resultiert somit eine Auflistung von Einzelempfehlungen, die in vorbildlicher Weise die Erfordernisse des deutschen Gesundheitssystems erfüllen.

SCHLUSSFOLGERUNG

Die in diesem Clearingverfahren methodisch und inhaltlich bewerteten Leitlinien verfügen über eine große Zahl von hochwertigen Informationen. Die bewerteten nationalen und internationalen Leitlinien können als Grundlage für die Erarbeitung oder Weiterentwicklung einer nationalen Leitlinie zur Behandlung der COPD dienen, die den Qualitätskriterien des Clearingverfahrens entspricht.

9. Leitlinien Clearingbericht "Diabetes mellitus Typ 1"

HINTERGRUND UND ZIELSETZUNG

Zur Qualitätsförderung der Gesundheitsversorgung von Patienten mit Diabetes mellitus Typ 1 verabredeten die Spitzenverbände der Selbstverwaltungskörperschaften im Gesundheitswesen die Durchführung eines Clearingverfahrens zu deutsch- und englischsprachigen Leitlinien zur Behandlung des Diabetes mellitus Typ 1. Ziel dieses Clearingverfahrens ist die vergleichende Qualitätsdarlegung von Methodik und Inhalt von Leitlinien und daraus resultierend, die Erstellung von Empfehlungen, die bei der Entwicklung einer nationalen, evidenzbasierten Leitlinie zur Behandlung der Diabetes mellitus Typ 1 beachtet werden sollen.

RECHERCHE

Systematische Datenbankrecherche nach deutsch- und englischsprachigen ärztlichen Leitlinien zur Therapie des Diabetes mellitus Typ 1 für den Zeitraum von 1992 bis 2002. Die Gesamttrefferzahl belief sich auf 484. Nach Ausschluss von Dubletten bzw. Literaturzitaten wurden 52 Leitlinien im Volltext gesichtet.

BEWERTUNG

Unter Beachtung der überregionalen Gültigkeit und weiterer Einschlusskriterien konnten 18 deutsch- bzw. englischsprachige internationale Leitlinien zur Behandlung des Diabetes mellitus Typ 1 in das Clearingverfahren aufgenommen werden. Die Bewertung der methodischen Aspekte der Leitlinien erfolgte anhand der Checkliste „Methodische Qualität von Leitlinien" (2. Version, 8/1999). Ein multidisziplinär aus Leitlinienanwendern und Methodikern zusammengesetzter Expertenkreis konsentierte die Auswahl der Leitlinien und die Bewertung der Methodik. Er führte eine Bewertung der Inhalte der eingeschlossenen Leitlinien hinsichtlich ihrer Angemessenheit und Praktikabilität für das deutsche Gesundheitssystem durch.

I. ERGEBNISSE DER BEWERTUNG DER METHODISCHEN QUALITÄT

Eine kleine Anzahl von Leitlinien zeichnet sich durch die Dokumentation einer systematischen Literaturrecherche unter gleichzeitiger Verknüpfung der Leitlinienempfehlungen mit der zugrunde liegenden Evidenz aus. Als weiteres Qualitätskriterium geben einige dieser Leitlinien zusätzlich die Verwendung eines formalisierten Konsensusverfahrens bei der Entscheidungsfindung an. Keine der Leitlinien erfüllt vollständig die Kriterien der Checkliste „Methodische Qualität von Leitlinien".

Künftigen deutschen Leitlinienprogrammen, die der Behandlung des Diabetes mellitus Typ 1 dienen sollen, wird insbesondere die Berücksichtigung folgender methodischer Aspekte empfohlen: (1) Formulierung der Empfehlungen auf der Grundlage systematisch recherchierter und bewerteter Evidenz, (2) Verknüpfung von Evidenz und Empfehlungen, (3) Verwendung standardisierter, transparenter Konsensusprozesse, (4) Angaben zur Zusammensetzung des Leitliniengremiums unter Berücksichtigung von relevanten Anwendern und Betroffenen, (5) Darlegung von möglichen Interessenkonflikten, (6) Festlegung von Gültigkeitsdauer und Konkretisierung des Verfahrens für Aktualisierung und Fortschreibung, (7) Definition des Anwendungsbereiches, (8) Berücksichtigung des Handlungskontextes der ange-sprochenen Nutzer und der Schnittstellen zwischen den Behandlungsebenen, (9) Einbindung von Patienten in Entscheidungsprozesse, (10) Erarbeitung unterschiedlicher, an die Zielgruppen angepasster Versionen für Anwender und Patienten und / oder Angehörige, (11) Darlegung eines Implementierungskonzeptes, (12) Beschreibung von Verfahren wie der Nutzen der Leitlinie sowohl für Patienten als auch für das Gesundheitssystem ermittelt werden soll.

II. ERGEBNISSE DER BEWERTUNG DER INHALTE

Der Expertenkreis definierte inhaltliche Eckpunkte, die bei Erstellung einer überregionalen deutschen Leitlinie zur Behandlung des Diabetes mellitus Typ 1 berücksichtigt werden sollen. Das Ausmaß, in dem die Inhalte der Leitlinien den Anforderungen des deutschen Gesundheitssystems gerecht werden, und inwieweit sie sich inhaltlich voneinander unterscheiden, wurde ermittelt. Darauf aufbauend formulierte der Expertenkreis Vorschläge, die bei der Entwicklung der Struktur und des Inhalts einer nationalen Leitlinie zur Behandlung des Diabetes mellitus Typ 1 berücksichtigt werden sollten. Durch die Auswahl von Beispielen aus den bewerteten Leitlinien wurde die Umsetzbarkeit der aufgestellten Forderungen belegt. Als Ergebnis dieser inhaltlichen Qualitätsprüfung resultiert somit eine Auflistung von Einzelempfehlungen, die in vorbildlicher Weise die Erfordernisse des deutschen Gesundheitssystems erfüllen.

SCHLUSSFOLGERUNG

Die in diesem Clearingverfahren methodisch und inhaltlich bewerteten Leitlinien verfügen über eine große Zahl von hochwertigen Informationen. Die bewerteten nationalen und internationalen Leitlinien können als Grundlage für die Erarbeitung oder Weiterentwicklung einer nationalen Leitlinie zur Behandlung des Diabetes mellitus Typ 1 dienen, die den Qualitätskriterien des Clearingverfahrens entspricht.

10. Leitlinien Clearingbericht "Mammakarzinom"

HINTERGRUND UND ZIELSETZUNG

Zur Qualitätsförderung der Gesundheitsversorgung von Menschen mit Mammakarzinom verabredeten die Partner des Leitlinien-Clearingverfahren im März 2002 die Durchführung eines Clearingverfahrens zu deutsch- und englischsprachigen Leitlinien zur Behandlung des Mammakarzinoms.

Ziel dieses Clearingverfahrens ist die vergleichende Qualitätsdarlegung von Methodik und Inhalt von Leitlinien und daraus resultierend die Entwicklung von Empfehlungen, die bei der Entwicklung einer nationalen, evidenzbasierten Leitlinie zur Behandlung des Mammakarzinoms beachtet werden sollen.

RECHERCHE

Systematische Datenbankrecherche nach deutsch- und englischsprachigen ärztlichen Leitlinien zur Behandlung des Mammakarzinoms im Angebot des Leitlinien-Informationssystems des ÄZQ unter http://www.leitlinien.de und in Literaturdatenbanken für den Zeitraum von 1992 bis 2002. Die Gesamttrefferzahl belief sich auf 1222. Nach Ausschluss von Dubletten bzw. Literaturzitaten wurden 237 Titel gesichtet. Im August 2003 wurde in einer Aktualisierungsrecherche geprüft, ob für die bewerteten Leitlinien aktualisierte Fassungen (Updates) erschienen sind.

BEWERTUNG

Unter Berücksichtigung der Einschlusskriterien (u.a. überregionaler Anbieter, aktuelle und gültige Version) wurden 16 deutsch- bzw. englischsprachige internationale Leitlinien zur Therapie des Mammakarzinoms in das Clearingverfahren eingeschlossen.

Die Bewertung der methodischen Aspekte der Leitlinien und ihrer Erstellung erfolgte anhand der Checkliste "Methodische Qualität von Leitlinien" (2. Version, 8/1999). Ein multidisziplinär aus Leitlinienanwendern und Methodikern zusammengesetzter Expertenkreis konsentierte die Auswahl der Leitlinien und überprüfte die Bewertung der Methodik. Die inhaltliche Bewertung der Leitlinien erfolgte hinsichtlich ihrer Angemessenheit und Praktikabilität für das deutsche Gesundheitssystem.

I. ERGEBNISSE DER BEWERTUNG DER METHODISCHEN QUALITÄT

Keine der Leitlinien erfüllt vollständig die Kriterien der Checkliste "Methodische Qualität von Leitlinien". Neun Leitlinien dokumentieren eine systematische Literaturrecherche und weisen gleichzeitig eine Verknüpfung der Leitlinienempfehlungen mit der jeweils zugrunde liegenden Evidenz auf. Einige dieser Leitlinien setzen außerdem ein formalisiertes Konsensusverfahren bei der Entscheidungsfindung ein.

Künftigen deutschen Leitlinienprogrammen zur Behandlung des Mammakarzinoms wird insbesondere die Berücksichtigung folgender methodischer Aspekte empfohlen:
(1) Formulierung der Empfehlungen auf der Grundlage systematisch recherchierter und bewerteter Evidenz, (2) Verknüpfung von Evidenz und Empfehlungen, (3) Verwendung standardisierter, transparenter Konsensusprozesse, (4) Angaben zur Zusammensetzung des Leitliniengremiums unter Berücksichtigung von relevanten Anwendern und Betroffenen, (5) Darlegung von möglichen Interessenkonflikten, (6) Festlegung von Gültigkeitsdauer und Konkretisierung des Verfahrens für Aktualisierung und Fortschreibung, (7) Definition des Anwendungsbereiches, (8) Berücksichtigung des Handlungskontextes der angesprochenen Nutzer und der Schnittstellen zwischen den Behandlungsebenen, (9) Einbindung von Patientinnen in Entscheidungsprozesse, (10) Erarbeitung unterschiedlicher, an die Zielgruppen ange- passten Versionen für Anwender, Patientinnen und / oder Angehörige, (11) Darlegung eines Implementierungskonzeptes, (12) Beschreibung von Verfahren, wie der Nutzen der Leitlinie sowohl für Patientinnen als auch für das Gesundheitssystem ermittelt werden soll.

II. ERGEBNISSE DER BEWERTUNG DER INHALTE

Der Expertenkreis definierte inhaltliche Eckpunkte, die bei Erstellung einer überregionalen deutschen Leitlinie zur Behandlung des Mammakarzinoms berücksichtigt werden sollen.

Das Ausmaß, in dem die Inhalte der bewerteten Leitlinien den Anforderungen des deutschen Gesundheitssystems gerecht werden, wurde identifiziert und sich daraus ergebende Probleme benannt. Der Expertenkreis entwickelte entsprechende Vorschläge, die bei der Entwicklung der Struktur und dem Inhalt einer nationalen Leitlinie zur Behandlung des Mammakarzinoms berücksichtigt werden sollten.

Durch die Auswahl von vorbildlichen Textbausteinen aus den zugrunde liegenden Leitlinien wurden diese Forderungen konkretisiert.

Keine der bewerteten Leitlinien entspricht vollständig den inhaltlichen Eckpunkten, die die Fokusgruppe für eine überregionale Leitlinie zur Therapie des Mammakarzinoms empfiehlt.

Die Bewertung der nationalen und internationalen Leitlinien im Clearingverfahren Mammakarzinom zeigte jedoch, dass diese bei der Entwicklung einer nationalen Leitlinie zur Behandlung des Mammakarzinoms, die methodisch und inhaltlich definierten Qualitätskriterien gerecht wird, genutzt werden können.

SCHLUSSFOLGERUNG

Die in diesem Clearingverfahren methodisch und inhaltlich bewerteten Leitlinien verfügen über eine große Zahl hochwertiger Informationen. Diese sollten zusammen mit dem vorgelegten Clearingbericht zur Entwicklung einer Leitlinie zur Therapie des Mammakarzinoms, die den Qualitätskriterien des Clearingberichtes entspricht, genutzt werden.

11. Leitlinien Clearingbericht "Herzinsuffizienz"

HINTERGRUND UND ZIELSETZUNG

Zur Qualitätsförderung der Gesundheitsversorgung von Menschen mit Herzinsuffizienz verabredeten die Partner des Leitlinien-Clearingverfahrens die Durchführung eines Clearingverfahrens zu deutsch- und englischsprachigen Leitlinien zur Behandlung der Herzinsuffizienz.

Ziel dieses Clearingverfahrens ist die vergleichende Qualitätsdarlegung von Methodik und Inhalt von Leitlinien und daraus resultierend die Entwicklung von Empfehlungen, die bei der Entwicklung einer nationalen, evidenzbasierten Leitlinie zur Behandlung der Herzinsuffizienz beachtet werden sollen.

RECHERCHE

Systematische Datenbankrecherche nach deutsch- und englischsprachigen ärztlichen Leitlinien zur Behandlung der Herzinsuffizienz im Angebot des Leitlinien-Informationssystems des ÄZQ unter http://www.leitlinien.de und in Literaturdatenbanken für den Zeitraum von 1991 bis 2002 mit einer Aktualisierungsrecherche 2004. Die Gesamttrefferzahl belief sich auf 3115. Nach Ausschluss von Dubletten bzw. Literaturzitaten wurden 140 Titel gesichtet. Im September 2004 wurde in einer Aktualisierungsrecherche geprüft, ob für die bewerteten Leitlinien aktualisierte Fassungen (Updates) erschienen sind.

BEWERTUNG

Unter Berücksichtigung der Einschlusskriterien (u.a. überregionaler Anbieter, aktuelle und gültige Version) wurden 28 deutsch- bzw. englischsprachige internationale Leitlinien zur Therapie der Herzinsuffizienz in das Clearingverfahren eingeschlossen.

Die Bewertung der methodischen Aspekte der Leitlinien und ihrer Erstellung erfolgte anhand der Checkliste "Methodische Qualität von Leitlinien" (2. Version, 8/1999). Ein multidisziplinär aus Leitlinienanwendern und Methodikern zusammengesetzter Expertenkreis konsentierte die Auswahl der Leitlinien und überprüfte die Bewertung der Methodik. Die inhaltliche Bewertung der Leitlinien erfolgte hinsichtlich ihrer Angemessenheit und Praktikabilität für das deutsche Gesundheitssystem.

I. ERGEBNISSE DER BEWERTUNG DER METHODISCHEN QUALITÄT

Keine der Leitlinien erfüllt vollständig die Kriterien der Checkliste "Methodische Qualität von Leitlinien". 26 von 32 bewerteten Leitlinien dokumentieren entweder Verknüpfung der Leitlinienempfehlungen mit der jeweils zugrunde liegenden Evidenz oder weisen eine systematische Literaturrecherche auf. Einige der Leitlinien benutzen formalisierte Konsensusverfahren bei der Entscheidungsfindung. Die umfangreichste Darlegung der Evidenzen weist die Leitlinie Nr. 23 der NICE auf.

Künftigen deutschen Leitlinienprogrammen zur Behandlung der Herzinsuffizienz wird insbesondere die Berücksichtigung folgender methodischer Aspekte empfohlen:
(1) Formulierung der Empfehlungen auf der Grundlage systematisch recherchierter und bewerteter Evidenz, (2) Verknüpfung von Evidenz und Empfehlungen, (3) Verwendung standardisierter, transparenter Konsensusprozesse, (4) Angaben zur Zusammensetzung des Leitliniengremiums unter Berücksichtigung von relevanten Anwendern und Betroffenen, (5) Darlegung von möglichen Interessenkonflikten, (6) Festlegung von Gültigkeitsdauer und Konkretisierung des Verfahrens für Aktualisierung und Fortschreibung, (7) Definition des Anwendungsbereiches, (8) Berücksichtigung des Handlungskontextes der angesprochenen Nutzer und der Schnittstellen zwischen den Behandlungsebenen, (9) Einbindung von Patientinnen und Patienten in Entscheidungsprozesse, (10) Erarbeitung unterschiedlicher, an die Zielgruppen angepassten Versionen für Anwender, Patienten und / oder Angehörige, (11) Darlegung eines Implementierungskonzeptes, (12) Beschreibung von Verfahren, wie der Nutzen der Leitlinie sowohl für Patientinnen als auch für das Gesundheitssystem ermittelt werden soll.

II. ERGEBNISSE DER BEWERTUNG DER INHALTE

Der Expertenkreis definierte inhaltliche Eckpunkte, die bei Erstellung einer überregionalen deutschen Leitlinie zur Behandlung der Herzinsuffizienz berücksichtigt werden sollen.

Das Ausmaß, in dem die Inhalte der bewerteten Leitlinien den Anforderungen des deutschen Gesundheitssystems gerecht werden, wurde identifiziert und sich daraus ergebende Probleme benannt. Der Expertenkreis entwickelte entsprechende Vorschläge, die bei der Entwicklung der Struktur und dem Inhalt einer nationalen Leitlinie zur Behandlung der Herzinsuffizienz berücksichtigt werden sollten.

Durch die Auswahl von vorbildlichen Textbausteinen aus den zugrunde liegenden Leitlinien wurden diese Forderungen konkretisiert.

Keine der bewerteten Leitlinien entspricht vollständig den inhaltlichen Eckpunkten, die die Fokusgruppe für eine überregionale Leitlinie zur Therapie der Herzinsuffizienz empfiehlt.

Die Bewertung der nationalen und internationalen Leitlinien im Clearingverfahren Herzinsuffizienz zeigte jedoch, dass diese bei der Entwicklung einer nationalen Leitlinie zur Behandlung der Herzinsuffizienz, die methodisch und inhaltlich definierten Qualitätskriterien gerecht wird, genutzt werden können.

SCHLUSSFOLGERUNG

Die in diesem Clearingverfahren methodisch und inhaltlich bewerteten Leitlinien verfügen über eine große Zahl hochwertiger Informationen. Diese sollten zusammen mit dem vorgelegten Clearingbericht zur Entwicklung einer Leitlinie zur Therapie der Herzinsuffizienz, die den Qualitätskriterien des Clearingberichtes entspricht, genutzt werden. Die Einbeziehung bereits existierender Clearingberichte zur Schnittstellendefinition und zur Adressierung der Empfehlungen für die im Rahmen der Herzinsuffizienz-Darstellung darzulegenden Komorbiditäten wird ausdrücklich empfohlen.

12. Leitlinien Clearingbericht "Chronischer Rückenschmerz"

HINTERGRUND UND ZIELSETZUNG

Zur Qualitätsförderung der Gesundheitsversorgung von Menschen mit chronischem Rückenschmerz verabredeten die Partner des Leitlinien-Clearingverfahren im März 2002 die Durchführung eines Clearingverfahrens zu deutsch- und englischsprachigen Leitlinien zur Behandlung des chronischen Rückenschmerzes.

Ziel dieses Clearingverfahrens ist die vergleichende Qualitätsdarlegung von Methodik und Inhalt von Leitlinien und daraus resultierend die Entwicklung von Empfehlungen, die bei der Entwicklung einer nationalen, evidenzbasierten Leitlinie zur Behandlung des chronischen Rückenschmerzes beachtet werden sollen.

BEWERTUNG

Unter Berücksichtigung der Einschlusskriterien (u. a. überregionaler Anbieter, aktuelle und gültige Version) wurden 29 deutsch- bzw. englischsprachige internationale Leitlinien zur Therapie des chronischen Rückenschmerzes in das Clearingverfahren eingeschlossen.

Die Bewertung der methodischen Aspekte der Leitlinien und ihrer Erstellung erfolgte anhand der Checkliste "Methodische Qualität von Leitlinien" (2. Version, 8/1999). Ein multidisziplinär aus Leitlinienanwendern und Methodikern zusammengesetzter Expertenkreis konsentierte die Auswahl der Leitlinien und überprüfte die Bewertung der Methodik. Die inhaltliche Bewertung der Leitlinien erfolgte hinsichtlich ihrer Angemessenheit und Praktikabilität für das deutsche Gesundheitssystem.

RECHERCHE

Systematische Datenbankrecherche nach deutsch- und englischsprachigen ärztlichen Leitlinien zur Behandlung des chronischen Rückenschmerzes im Angebot des Leitlinien-Informationssystems des ÄZQ unter http://www.leitlinien.de und in Literaturdatenbanken für den Zeitraum von 1993 bis 2003. Die Gesamttrefferzahl belief sich auf 920 (+912 Cochrane). Nach Ausschluss von Dubletten bzw. Literaturzitaten wurden 198 Titel gesichtet. Im September 2004 wurde in einer Aktualisierungsrecherche 2004 geprüft, ob für die bewerteten Leitlinien aktualisierte Fassungen (Updates) erschienen sind.

I. ERGEBNISSE DER BEWERTUNG DER METHODISCHEN QUALITÄT

Keine der Leitlinien erfüllt vollständig die Kriterien der Checkliste "Methodische Qualität von Leitlinien". Nur wenige Leitlinien dokumentieren eine systematische Literaturrecherche und weisen gleichzeitig eine Verknüpfung der Leitlinienempfehlungen mit der jeweils zugrunde liegenden Evidenz auf. Einige dieser Leitlinien setzen außerdem ein formalisiertes Konsensusverfahren bei der Entscheidungsfindung ein.

Künftigen deutschen Leitlinienprogrammen zur Behandlung des chronischen Rückenschmerzes wird insbesondere die Berücksichtigung folgender methodischer Aspekte empfohlen:

(1) Formulierung der Empfehlungen auf der Grundlage systematisch recherchierter und bewerteter Evidenz, (2) Verknüpfung von Evidenz und Empfehlungen, (3) Verwendung standardisierter, transparenter Konsensusprozesse, (4) Angaben zur Zusammensetzung des Leitliniengremiums unter Berücksichtigung von relevanten Anwendern und Betroffenen, (5) Darlegung von möglichen Interessenkonflikten, (6) Festlegung von Gültigkeitsdauer und Konkretisierung des Verfahrens für Aktualisierung und Fortschreibung, (7) Definition des Anwendungsbereiches, (8) Berücksichtigung des Handlungskontextes der angesprochenen Nutzer und der Schnittstellen zwischen den Behandlungsebenen, (9) Einbindung von Patientinnen in Entscheidungsprozesse, (10) Erarbeitung unterschiedlicher, an die Zielgruppen ange-passten Versionen für Anwender, Patientinnen und / oder Angehörige, (11) Darlegung eines Implementierungskonzeptes, (12) Beschreibung von Verfahren, wie der Nutzen der Leitlinie sowohl für Patientinnen als auch für das Gesundheitssystem ermittelt werden soll.

II. ERGEBNISSE DER BEWERTUNG DER INHALTE

Der Expertenkreis definierte inhaltliche Eckpunkte, die bei Erstellung einer überregionalen deutschen Leitlinie zur Behandlung des chronischen Rückenschmerzes berücksichtigt werden sollen.

Das Ausmaß, in dem die Inhalte der bewerteten Leitlinien den Anforderungen des deutschen Gesundheitssystems gerecht werden, wurde identifiziert und sich daraus ergebende Probleme benannt. Der Expertenkreis entwickelte entsprechende Vorschläge, die bei der Entwicklung der Struktur und dem Inhalt einer nationalen Leitlinie zur Behandlung des chronischen Rückenschmerzes berücksichtigt werden sollten.

Durch die Auswahl von vorbildlichen Textbausteinen aus den zugrunde liegenden Leitlinien wurden diese Forderungen konkretisiert, für einige Kapitel werden die wesentlichenAnforderungen jedoch über die Vorschläge und nicht über Beispiele konkretisiert.

Keine der bewerteten Leitlinien entspricht vollständig den inhaltlichen Eckpunkten, die die Fokusgruppe für eine überregionale Leitlinie zur Therapie des chronischen Rückenschmerzes empfiehlt. Dies gilt insbesondere in bezug auf eine klare Darstellung des Themas „chronischer Rückenschmerz" mit klar definierten diagnostischen Begriffen und die Darstellung multimodaler Behandlungsansätze.

Die Bewertung der nationalen und internationalen Leitlinien im Clearingverfahren chronischer Rückenschmerz zeigte jedoch, dass diese bei der Entwicklung einer nationalen Leitlinie zur Behandlung des chronischen Rückenschmerzes, die methodisch und inhaltlich definierten Qualitätskriterien gerecht wird, genutzt werden können.

SCHLUSSFOLGERUNG

Die in diesem Clearingverfahren methodisch und inhaltlich bewerteten Leitlinien verfügen über eine große Zahl hochwertiger Informationen. Diese sollten zusammen mit dem vorgelegten Clearingbericht zur Entwicklung einer Leitlinie zur Therapie des chronischen Rückenschmerzes, die den Qualitätskriterien des Clearingberichtes entspricht, genutzt werden.

13. Leitlinien Clearingbericht "Demenz"

HINTERGRUND UND ZIELSETZUNG

Zur Qualitätsförderung der Gesundheitsversorgung von Menschen mit Demenz verabredeten die Partner des Leitlinien-Clearingverfahrens im März 2003 die Durchführung eines Clearingverfahrens zu deutsch- und englischsprachigen Leitlinien zur Behandlung der Demenz.

Ziel dieses Clearingverfahrens ist die vergleichende Qualitätsdarlegung von Methodik und Inhalt von Leitlinien und daraus resultierend die Entwicklung von Empfehlungen, die bei der Entwicklung einer nationalen, evidenzbasierten Leitlinie zur Behandlung der Demenz beachtet werden sollen.

RECHERCHE

Systematische Datenbankrecherche nach deutsch- und englischsprachigen ärztlichen Leitlinien zur Behandlung der Demenz im Angebot des Leitlinien-Informationssystems des ÄZQ unter http://www.leitlinien.de und in Literaturdatenbanken für den Zeitraum von 1993 bis 2003. Die Gesamttrefferzahl belief sich auf 1245. Nach Ausschluss von Dubletten bzw. Literaturzitaten wurden 167 Titel gesichtet. Im November 2004 wurde in einer Aktualisierungsrecherche geprüft, ob für die bewerteten Leitlinien aktualisierte Fassungen (Updates) erschienen sind.

BEWERTUNG

Unter Berücksichtigung der Einschlusskriterien (u.a. überregionaler Anbieter, aktuelle und gültige Version) wurden 24 deutsch- bzw. englischsprachige Leitlinien zur Therapie der Demenz in das Clearingverfahren eingeschlossen.

Die Bewertung der methodischen Aspekte der Leitlinien und ihrer Erstellung erfolgte anhand der Checkliste "Methodische Qualität von Leitlinien" (2. Version, 8/1999). Ein multidisziplinär aus Leitlinienanwendern und Methodikern zusammengesetzter Expertenkreis konsentierte die Auswahl der Leitlinien und überprüfte die Bewertung der Methodik. Die inhaltliche Bewertung der Leitlinien erfolgte hinsichtlich ihrer Angemessenheit und Praktikabilität für das deutsche Gesundheitssystem.

I. ERGEBNISSE DER BEWERTUNG DER METHODISCHEN QUALITÄT

Keine der Leitlinien erfüllt vollständig die Kriterien der Checkliste "Methodische Qualität von Leitlinien". Neun Leitlinien dokumentieren eine systematische Literaturrecherche und weisen gleichzeitig eine Verknüpfung der Leitlinienempfehlungen mit der jeweils zugrunde liegenden Evidenz auf. Einige dieser Leitlinien setzen außerdem ein formalisiertes Konsensusverfahren bei der Entscheidungsfindung ein.

Künftigen deutschen Leitlinienprogrammen zur Behandlung der Demenz wird insbesondere die Berücksichtigung folgender methodischer Aspekte empfohlen:

(1) Formulierung der Empfehlungen auf der Grundlage systematisch recherchierter und bewerteter Evidenz, (2) Verknüpfung von Evidenz und Empfehlungen, (3) Verwendung standardisierter, transparenter Konsensusprozesse, (4) Angaben zur Zusammensetzung des Leitliniengremiums unter Berücksichtigung von relevanten Anwendern und Betroffenen, (5) Darlegung von möglichen Interessenkonflikten, (6) Festlegung von Gültigkeitsdauer und Konkretisierung des Verfahrens für Aktualisierung und Fortschreibung, (7) Definition des Anwendungsbereiches, (8) Berücksichtigung des Handlungskontextes der angesprochenen Nutzer und der Schnittstellen zwischen den Behandlungsebenen, (9) Einbindung von Patientinnen in Entscheidungsprozesse, (10) Erarbeitung unterschiedlicher, an die Zielgruppen angepassten Versionen für Anwender, Patientinnen und / oder Angehörige, (11) Darlegung eines Implementierungskonzeptes, (12) Beschreibung von Verfahren, wie der Nutzen der Leitlinie sowohl für Patientinnen als auch für das Gesundheitssystem ermittelt werden soll.

II. ERGEBNISSE DER BEWERTUNG DER INHALTE

Der Expertenkreis definierte inhaltliche Eckpunkte, die bei Erstellung einer überregionalen deutschen Leitlinie zur Behandlung der Demenz berücksichtigt werden sollen.

Das Ausmaß, in dem die Inhalte der bewerteten Leitlinien den Anforderungen des deutschen Gesundheitssystems gerecht werden, wurde identifiziert und sich daraus ergebende Probleme benannt. Der Expertenkreis entwickelte entsprechende Vorschläge, die bei der Entwicklung der Struktur und dem Inhalt einer nationalen Leitlinie zur Behandlung der Demenz berücksichtigt werden sollten.

Durch die Auswahl von vorbildlichen Textbausteinen aus den zugrunde liegenden Leitlinien wurden diese Forderungen konkretisiert.

Keine der bewerteten Leitlinien entspricht vollständig den inhaltlichen Eckpunkten, die die Fokusgruppe für eine überregionale Leitlinie zur Therapie der Demenz empfiehlt.

Die Bewertung der nationalen und internationalen Leitlinien im Clearingverfahren Demenz zeigte jedoch, dass diese bei der Entwicklung einer nationalen Leitlinie zur Behandlung der Demenz, die methodisch und inhaltlich definierten Qualitätskriterien gerecht wird, genutzt werden können.

SCHLUSSFOLGERUNG

Die in diesem Clearingverfahren methodisch und inhaltlich bewerteten Leitlinien verfügen über eine große Menge hochwertiger Informationen. Diese sollten zusammen mit dem vorgelegten Clearingbericht zur Entwicklung einer Leitlinie zur Therapie der Demenz, die den Qualitätskriterien des Clearingberichtes entspricht, genutzt werden.

Der Pflegebereich wurde als eine definierte Schnittstelle aufgefasst, die nicht Thema des Leitlinien-Clearingverfahrens ist, das ausschließlich auf die Analyse und Bewertung ärztlicher Leitlinien ausgerichtet und entsprechend validiert ist. Bei der Entwicklung und Erstellung einer zukünftigen Leitlinie „Demenz" wird angeraten, dass die Schnittstelle zum Pflegebereich überprüft werden muss, eine Festlegung getroffen werden soll, inwieweit eine Leitlinie „Demenz" inhaltlich den Pflegebereich mit zu umfassen hat und die Notwendigkeit der Hinzuziehung entsprechender fachlicher Expertise des ambulanten und/ oder stationären Pflegebereichs geprüft werden muss.

14. Leitlinien Clearingbericht "Schlaganfall"

HINTERGRUND UND ZIELSETZUNG

Zur Qualitätsförderung der Gesundheitsversorgung von Menschen mit Schlaganfall verabredeten die Partner des Leitlinien-Clearingverfahren im März 2003 die Durchführung eines Clearingverfahrens zu deutsch- und englischsprachigen Leitlinien zur Behandlung des Schlaganfalls. Ziel dieses Clearingverfahrens ist die vergleichende Qualitätsdarlegung von Methodik und Inhalt von Leitlinien und daraus resultierend die Entwicklung von Empfehlungen, die bei der Entwicklung einer nationalen, evidenzbasierten Leitlinie zur Behandlung des Schlaganfalls beachtet werden sollen.

Diese Empfehlungsvorschläge adressieren ausschließlich methodische, klinische oder organisatorische Fragestellungen; sie enthalten jedoch keine konkreten Aussagen zur unmittelbaren Anwendung am Patienten. Mögliche Inhalte für Leitlinienempfehlungen finden sich dagegen in den vorbildlichen Umsetzungen zu den im Clearingverfahren erarbeiteten Vorschlägen, die als „Beispiele" in Form von Texten, Tabellen oder Grafiken aus den bewerteten Leitlinien ausgewählt werden (zur Nutzung dieser Beispiele: siehe „Wichtige Hinweise" auf Seite 4)

RECHERCHE

Systematische Datenbankrecherche nach deutsch- und englischsprachigen ärztlichen Leitlinien zur Behandlung des Schlaganfalls im Angebot des Leitlinien-Informationssystems des ÄZQ unter http://www.leitlinien.de und in weiteren Leitlinien- Literaturdatenbanken für den Zeitraum von 1993 bis 2004. Die Gesamttrefferzahl belief sich auf 1291. Nach Ausschluss von Dubletten bzw. Literaturzitaten wurden 279 Titel gesichtet. Im September 2004 wurde in einer Aktualisierungsrecherche geprüft, ob für die bewerteten Leitlinien aktualisierte Fassungen (updates) erschienen sind.

BEWERTUNG

Unter Berücksichtigung der Einschlusskriterien (u.a. überregionaler Anbieter, aktuelle und gültige Version) wurden 36 deutsch- bzw. englischsprachige internationale Leitlinien zur Therapie des Schlaganfalls in das Clearingverfahren eingeschlossen.

Die Bewertung der methodischen Aspekte der Leitlinien und ihrer Erstellung erfolgte anhand der Checkliste "Methodische Qualität von Leitlinien" (2. Version, 8/1999). Ein multidisziplinär aus Leitlinienanwendern und Methodikern zusammengesetzter Expertenkreis konsentierte die Auswahl der Leitlinien und überprüfte die Bewertung der Methodik. Die inhaltliche Bewertung der Leitlinien erfolgte hinsichtlich ihrer Angemessenheit und Praktikabilität für das deutsche Gesundheitssystem.

I. ERGEBNISSE DER BEWERTUNG DER METHODISCHEN QUALITÄT

Keine der Leitlinien erfüllt vollständig die Kriterien der Checkliste "Methodische Qualität von Leitlinien". Einige Leitlinien dokumentieren eine systematische Literaturrecherche und weisen gleichzeitig eine Verknüpfung der Leitlinienempfehlungen mit der jeweils zu Grunde liegenden Evidenz auf. Einige wenige dieser Leitlinien setzen außerdem ein formalisiertes Konsensusverfahren bei der Entscheidungsfindung ein.

Künftigen deutschen Leitlinienprogrammen zur Behandlung des Schlaganfalls wird insbesondere die Berücksichtigung folgender methodischer Aspekte empfohlen:

(1) Formulierung der Empfehlungen auf der Grundlage systematisch recherchierter und bewerteter Evidenz, (2) Verknüpfung von Evidenz und Empfehlungen, (3) Verwendung standardisierter, transparenter Konsensusprozesse, (4) Angaben zur Zusammensetzung des Leitliniengremiums unter Berücksichtigung von relevanten Anwendern und Betroffenen, (5) Darlegung von möglichen Interessenkonflikten, (6) Festlegung von Gültigkeitsdauer und Konkretisierung des Verfahrens für Aktualisierung und Fortschreibung, (7) Definition des Anwendungsbereiches, (8) Berücksichtigung des Handlungskontextes der angesprochenen Nutzer und der Schnittstellen zwischen den Behandlungsebenen, (9) Einbindung von Patientinnen in Entscheidungsprozesse, (10) Erarbeitung unterschiedlicher, an die Zielgruppen angepassten Versionen für Anwender, Patientinnen und / oder Angehörige, (11) Darlegung eines Implementierungskonzeptes, (12) Beschreibung von Verfahren, wie der Nutzen der Leitlinie sowohl für Patientinnen als auch für das Gesundheitssystem ermittelt werden soll.

II. ERGEBNISSE DER BEWERTUNG DER INHALTE

Der Expertenkreis definierte inhaltliche Eckpunkte, die bei Erstellung einer überregionalen deutschen Leitlinie zur Behandlung des Schlaganfalls berücksichtigt werden sollen.

Das Ausmaß, in dem die Inhalte der bewerteten Leitlinien den Anforderungen des deutschen Gesundheitssystems gerecht werden, wurde identifiziert und sich daraus ergebende Probleme benannt. Der Expertenkreis entwickelte entsprechende Vorschläge, die bei der Entwicklung der Struktur und des Inhaltes einer nationalen Leitlinie zur Behandlung des Schlaganfalls berücksichtigt werden sollten.

Durch die Auswahl von vorbildlichen Textbausteinen aus den zugrunde liegenden Leitlinien wurden diese Forderungen konkretisiert.

Keine der bewerteten Leitlinien entspricht vollständig den inhaltlichen Eckpunkten, wie sie die Fokusgruppe für eine überregionale Leitlinie zur Therapie des Schlaganfalls empfiehlt.

Die Bewertung der nationalen und internationalen Leitlinien im Clearingverfahren Schlaganfall zeigte jedoch, dass diese bei der Entwicklung einer nationalen Leitlinie zur Behandlung des Schlaganfalls, die methodisch und inhaltlich definierten Qualitätskriterien gerecht wird, genutzt werden können.

SCHLUSSFOLGERUNG

Der im Leitlinien-Clearingbericht aufgeführte Empfehlungskatalog kann als Instrument zur Vermeidung von Mängeln bei der Erstellung oder der Überarbeitung von Leitlinien dienen.

Die in diesem Clearingverfahren methodisch und inhaltlich bewerteten Leitlinien verfügen über eine große Zahl hochwertiger Informationen. Diese können zusammen mit dem vorgelegten Clearingbericht zur Entwicklung einer Leitlinie zur Therapie des Schlaganfalls genutzt werden. Adressaten sind daher vornehmlich Leitlinienentwickler sowie Praktiker, die bestehende Leitlinien für ihren Versorgungsbereich anpassen möchten, z. B. im Sinne klinischer Behandlungspfade. Der Clearingbericht sollte nicht mit einer Leitlinie verwechselt werden.

15. Leitlinien Clearingbericht "Kolarektalem Karzinom"

HINTERGRUND UND ZIELSETZUNG

Zur Qualitätsförderung der Gesundheitsversorgung von Menschen mit kolorektalem Karzinom verabredeten die Partner des Leitlinien-Clearingverfahren im März 2003 die Durchführung eines Clearingverfahrens zu deutsch- und englischsprachigen Leitlinien zur Behandlung des kolorektalen Karzinoms.

Ziel dieses Clearingverfahrens ist die vergleichende Qualitätsdarlegung von Methodik und Inhalt von Leitlinien und daraus resultierend die Entwicklung von Empfehlungen, die bei der Entwicklung einer nationalen, evidenzbasierten Leitlinie zur Behandlung des kolorektalen Karzinoms beachtet werden sollen.

RECHERCHE

Systematische Datenbankrecherche nach deutsch- und englischsprachigen ärztlichen Leitlinien zur Behandlung des kolorektalen Karzinoms im Angebot des Leitlinien-Informationssystems des ÄZQ unter http://www.leitlinien.de und in Literaturdatenbanken für den Zeitraum von 1994 bis 2004. Die Gesamttrefferzahl belief sich auf 651. Nach Ausschluss von Dubletten bzw. Literaturzitaten wurden 126 Titel gesichtet. Im Oktober 2004 wurde in einer Aktualisierungsrecherche geprüft, ob für die bewerteten Leitlinien aktualisierte Fassungen (Updates) erschienen sind.

BEWERTUNG

Unter Berücksichtigung der Einschlusskriterien (u. a. überregionaler Anbieter, aktuelle und gültige Version) wurden elf deutsch- bzw. englischsprachige internationale Leitlinien zur Therapie des kolorektalen Karzinoms in das Clearingverfahren eingeschlossen.

Die Bewertung der methodischen Aspekte der Leitlinien und ihrer Erstellung erfolgte anhand der Checkliste "Methodische Qualität von Leitlinien" (2. Version, 8/1999). Ein multidisziplinär aus Leitlinienanwendern und Methodikern zusammengesetzter Expertenkreis konsentierte die Auswahl der Leitlinien und überprüfte die Bewertung der Methodik. Die inhaltliche Bewertung der Leitlinien erfolgte hinsichtlich ihrer Angemessenheit und Praktikabilität für das deutsche Gesundheitssystem.

I. ERGEBNISSE DER BEWERTUNG DER METHODISCHEN QUALITÄT

Keine der Leitlinien erfüllt vollständig die Kriterien der Checkliste "Methodische Qualität von Leitlinien". Wenige Leitlinien dokumentieren eine systematische Literaturrecherche und weisen gleichzeitig eine Verknüpfung der Leitlinienempfehlungen mit der jeweils zugrunde liegenden Evidenz auf. Einige dieser Leitlinien setzen außerdem ein formalisiertes Konsensusverfahren bei der Entscheidungsfindung ein.

Künftigen deutschen Leitlinienprogrammen zur Behandlung des kolorektalen Karzinoms wird insbesondere die Berücksichtigung folgender methodischer Aspekte empfohlen:
(1) Formulierung der Empfehlungen auf der Grundlage systematisch recherchierter und bewerteter Evidenz, (2) Verknüpfung von Evidenz und Empfehlungen, (3) Verwendung standardisierter, transparenter Konsensusprozesse, (4) Angaben zur Zusammensetzung des Leitliniengremiums unter Berücksichtigung von relevanten Anwendern und Betroffenen, (5) Darlegung von möglichen Interessenkonflikten, (6) Festlegung von Gültigkeitsdauer und Konkretisierung des Verfahrens für Aktualisierung und Fortschreibung, (7) Definition des Anwendungsbereiches, (8) Berücksichtigung des Handlungskontextes der angesprochenen Nutzer und der Schnittstellen zwischen den Behandlungsebenen, (9) Einbindung von Patienten in Entscheidungsprozesse, (10) Erarbeitung unterschiedlicher, an die Zielgruppen angepassten Versionen für Anwender, Patienten und / oder Angehörige, (11) Darlegung eines Implementierungskonzeptes, (12) Beschreibung von Verfahren, wie der Nutzen der Leitlinie sowohl für Patienten als auch für das Gesundheitssystem ermittelt werden soll.

II. ERGEBNISSE DER BEWERTUNG DER INHALTE

Der Expertenkreis definierte inhaltliche Eckpunkte, die bei Erstellung einer überregionalen deutschen Leitlinie zur Behandlung des kolorektalen Karzinoms berücksichtigt werden sollen.

Das Ausmaß, in dem die Inhalte der bewerteten Leitlinien den Anforderungen des deutschen Gesundheitssystems gerecht werden, wurde identifiziert und sich daraus ergebende Probleme benannt. Der Expertenkreis entwickelte entsprechende Vorschläge, die bei der Entwicklung der Struktur und dem Inhalt einer nationalen Leitlinie zur Behandlung des Kolorektalen Karzinoms berücksichtigt werden sollten.

Durch die Auswahl von vorbildlichen Textbausteinen aus den zugrunde liegenden Leitlinien wurden diese Forderungen konkretisiert.

Keine der bewerteten Leitlinien entspricht vollständig den inhaltlichen Eckpunkten, die der Expertenkreis für eine überregionale Leitlinie zur Therapie des kolorektalen Karzinoms empfehlen könnte.

Die Bewertung der nationalen und internationalen Leitlinien im Clearingverfahren „Kolorektales Karzinom" zeigte jedoch, dass diese bei der Entwicklung einer nationalen Leitlinie zur Behandlung des kolorektalen Karzinoms, die methodisch und inhaltlich definierten Qualitätskriterien gerecht wird, genutzt werden können.

SCHLUSSFOLGERUNG

Die in diesem Clearingverfahren methodisch und inhaltlich bewerteten Leitlinien verfügen über eine große Zahl hochwertiger Informationen. Diese sollten zusammen mit dem vorgelegten Clearingbericht zur Entwicklung einer Leitlinie zur Therapie des kolorektalen Karzinoms, die den Qualitätskriterien des Clearingberichtes entspricht, genutzt werden.

Maßnahmenkatalog zur Realisierung der Empfehlungen des Leitlinien-Clearingberichtes HERZINSUFFIZIENZ

Problem	Empfehlung	Adressaten sind insbesondere
1. Evidenzbasierte nationale Leitlinie Herzinsuffizienz	Entwicklung einer gemeinsamen nationalen Evidenzbasierten Leitlinie Herzinsuffizienz auf der Basis des Clearingberichtes und Erstellung von Evidenzbasierten Patienteninformationsmaterialien und ggf. weiterer Schulungsmaterialien auf der Grundlage evidenzbasierter Quellen (z. B. Leitlinien). Einbeziehung insbesondere der Definition von Klinischen Messgrößen / Qualitätsindikatoren bei der Entwicklung von evidenzbasierten Leitlinien. Koordination und Qualitätskontrolle dieser Leitlinienentwicklung durch das ÄZQ.	• AWMF • Arzneimittelkommission der deutschen Ärzteschaft • Expertenkreis Herzinsuffizienz des Leitlinien-Clearingverfahrens des ÄZQ • Nationales Programm für Versorgungsleitlinien (NVL) • Fachgesellschaften und Berufsverbände (s. Anlage)
2. Qualitätssicherung / Qualitätsmanagement der Behandlung der Herzinsuffizienz auf Grundlage Evidenzbasierter Leitlinien	Entwicklung, Evaluation und Implementierung von Qualitätssicherungs- und Qualitäts-management-Maßnahmen unter Berücksichtigung des Clearingberichtes. Implementierung von Empfehlungen des Clearingberichtes in der ambulanten und / oder stationären Versorgung (z. B. Disease-Management-Programme, strukturierte Versorgung).	• Ärztekammern • Deutsche Krankenhausgesellschaft • Gesetzliche Rentenversicherung • Kassenärztliche Vereinigungen • Krankenversicherungen • Gesellschaft für Qualitätsmanagement in der Gesundheitsversorgung (GQMG) • Medizinisch-wissenschaftliche Fachgesellschaften (s. Anlage) • Partner der integrierten Versorgung • Projektgeschäftsstellen Qualitätssicherung • Wiss. Institute (z. B. ZI) • Expertenkreis Herzinsuffizienz des Leitlinien-Clearingverfahrens des ÄZQ
3. Öffentlichkeitsarbeit	Information und Förderung des öffentlichen Bewusstseins für die notwendigen, evidenzbasierten Maßnahmen zur Prävention und zum Management der Herzinsuffizienz. Bereitstellung von Evidenzbasiertem Patienteninformationsmaterial.	• Arzneimittelkommission der deutschen Ärzteschaft • Berufsverbände und Fachgesellschaften (s. Anlage) • Bundesministerium für Gesundheit und Soziale Sicherung (BMGS) • Leitlinien-Autoren • Mitgliedsorganisationen der Erweiterten Planungsgruppe • Krankenversicherungen • Patientenforum der BÄK • Verbände / Arbeitsgemeinschaften, Selbsthilfegruppen (s. Anlage)

Problem	Empfehlung	Adressaten sind insbesondere
4. Aus-, Weiter- und Fortbildung über Evidenzbasiertes Management der Herzinsufiizienz	Berücksichtigung der Ergebnisse des Clearingberichtes „Herzinsuffizienz" in der ärztlichen Aus-, Weiter- und Fortbildung und in der Qualitätszirkelarbeit.	• Ärztekammern und KVen • ÄZQ • Fachgesellschaften und Berufsverbände (s. Anlage) • Gesetzliche Rentenversicherung • Lehrende, Autoren • Qualitätszirkel-Moderatoren • Selbsthilfegruppen (s. Anlage) • Sozialmedizinische Akademien
5. Berücksichtigung Evidenz-basierter Empfehlungen zum Management der Herzinsuffizienz in der Versorgung	Implementierung EbM-gestützter interner Handlungsanweisungen.	• Ambulante / stationäre Reha-Einrichtungen • Ärzte in Einzelpraxis • Arztnetze (Ärzte / Träger) • Deutsche Krankenhausgesellschaft • Einrichtungen der integrierten Versorgung • Kassenärztliche Vereinigungen • Organisationen / Fachgruppen zur Patientenschulung (s. Anlage) • Stationäre Einrichtungen (Ärzte / Träger)
6. Vorschläge an den Gemeinsamen Bundesausschuss	Information des Gemeinsamen Bundesausschusses über die Ergebnisse des Clearingverfahrens Herzinsuffizienz.	• Mitgliedsorganisationen der Erweiterten Planungsgruppe • Gemeinsamer Bundesausschuss / IQWiG
7. Versorgungsforschung	Überprüfung der Umsetzung von Leitlinien und der Implementierungsmaßnahmen durch Versorgungsforschungsprojekte.	• Ärztekammern • BMGS / BMBF • Deutsche Krankenhausgesellschaft • Deutsche Gesellschaft für Rehabilitationswissenschaften • Forschungsverbünde • Kassenärztliche Vereinigungen • Krankenversicherungen • Wissenschaftliche Institute • Zentren für Versorgungsforschung
8. Monitoring der Umsetzung des Maßnahmenkataloges Monitoring der Empfehlungen des Clearingberichtes	Einrichtung einer nationalen Monitoring-Gruppe Herzinsuffizienz.	• Mitgliedsorganisationen der Erweiterten Planungsgruppe • Expertenkreis Herzinsuffizienz des Leitlinien-Clearingverfahrens des ÄZQ

Anlage

Adressaten des Maßnahmenkataloges sind u.a.:

Berufsverbände:
Berufsverband deutscher Internisten (BDI)
Berufsverband der Allgemeinärzte (BDA)
Bundesverband Niedergelassener Kardiologen (BNK)

Fachgesellschaften:
Deutsche Gesellschaft für Kardiologie, Herz- und Kreislaufforschung (DGK)
Deutsche Gesellschaft für Allgemeinmedizin und Familienmedizin (DEGAM)
Deutsche Gesellschaft für Angiologie
Deutsche Gesellschaft für Gefäßchirurgie (DGG)
Deutsche Gesellschaft für Innere Medizin (DGIM)
Deutsche Gesellschaft für Rehabilitationswissenschaften (DGRW)
Deutsche Gesellschaft für Physikalische Medizin und Rehabilitation (DGPMR)
Deutsche Gesellschaft für Thorax, Herz- und Gefäßchirurgie
Deutsche Transplantationsgesellschaft (DTG)
Deutsche Gesellschaft für Pharmazeutische Medizin (DGPharMed)
Deutsche Gesellschaft für Klinische Pharmakologie und Therapie (GKPharm)
Deutsche Gesellschaft für experimentelle und klin. Pharmakologie und Toxikologie (DGPT)
Deutsche Gesellschaft für Anästhesiologie und Intensivmedizin (DGAI)
Deutsche Gesellschaft für Verhaltensmedizin und Verhaltensmodifikation (DGVM)
Deutsche Gesellschaft für Medizinrecht (DGMR)

Sonstige:
Mitglieder des Patientenforums bei der BÄK
Bundeszentrale für gesundheitliche Aufklärung (BZgA)
Deutsches Netzwerk für Evidenzbasierte Medizin (DNEbM)

Ergebnistabellen des Leitlinien-Clearingverfahrens

Tabelle 1: Clearingverfahren "Hypertonie" (1)

	Land	Jahr	Ent /n	Form /n	Anwend /n	Gesamt /n
Can Hypert Assoc	Can	1999	15	16	4	35
Heart Stroke Found	Can	1999	14	17	3	34
JNC	US	1997	14	15	5	34
ICSI	US	1999	11	16	6	33
AkdÄ	D	1998	11	15	4	30
Br Hypert Soc	Uk	1999	8	14	6	28
Hypert Soc SA	SA	1995	7	16	0	23
VHA	US	1996	8	14	0	22
WHO		1999	6	13	2	21
NZGG	NZ	1997	6	14	0	20
Hochdruckliga	D	1998	5	7	4	16
Mittel		200,5	9,5	14,3	3,1	26,9
Max		2003	15	17	6	35
Min		1996	5	7	0	16
Median		2001	8	15	4	28

Tabelle 2: Clearingverfahren "Schmerztherapie bei Tumorpatienten" (2)

	Land	Jahr	Ent /n	Form /n	Anwend /n	Gesamt /n
AkdÄ	D	2000	15	15	3	33
AHCPR	US	1994	13	16	4	33
/SIGN	Uk	2000	11	14	3	28
CMA	Can	1998	13	13	2	28
ASA	US	1996	12	13	2	27
SNM	US	1999	11	15	1	27
CCOPGI	US	1999	13	11	2	26
WHO/child		1998	6	15	4	25
WHO		1996	5	16	4	25
APS	US	1999	7	15	2	24
Minist	D	1994	4	15	5	24
DIVS	D	1999	5	15	3	23
BCCAA	Can	1998	6	12	1	19
Mittel		1997,7	9,3	14,2	2,8	26,3
Max		2000	15	16	5	33
Min		1994	4	11	1	19
Median		1998	11	15	3	26

Tabelle 3: Clearingverfahren "Akuter Rückenschmerz" (3)

	Land	Jahr	Ent /n	Form /n	Anwend /n	Gesamt /n
CSAG	UK	1994	14	17	5	36
RCGP	Uk	1998	14	15	4	33
AHCPR	US	1994	14	15	2	31
NZGG	NZ	1997	13	14	3	30
AkdÄ	D	2000	13	13	2	28
ICSI	US	1998	8	12	3	23
NHG	NL	1996	4	14	3	21
D/DGSS(94)			6	9	3	18
Verbindg Schweizer Ärzte	Ch	1997	3	12	3	18
Irish College General Pract	Irl	1995	3	10	2	15
DGSS	D	1992	4	9	1	14
DGSS	D	1995	5	6	2	13
DGSS	D	2000	5	7	0	12
DGPMR chron	D	1997	4	4	0	8
DGPMR akut	D	1997	4	2	0	6
Mittel		1996,43	7,6	10,6	2,2	20,4
Max		2000	14	17	5	36
Min		1992	3	2	0	6
Median		1997	5	12	2	18

Tabelle 4: Clearingverfahren "Diabetes mellitus Typ 2" (4)

	Land	Jahr	Ent /n	Form /n	Anwend /n	Gesamt /n
VHA	US	1999	7	15	3	25
CDA	Can	1998	9	12	2	23
ADA	US	2001	4	14	3	21
NZGG	NZ	1996	10	9	2	21
AACE	US	2000	2	15	3	20
ICSI	US	2000	5	12	3	20
FkS	D	2000	4	14	2	20
NSW	Australia	1996	6	10	3	19
Am B Fam Phys	US	1999	2	13	2	18
/Brit Diab Ass	Uk	1993	2	12	2	16
CDC	US	1991	2	11	3	16
Eur Diab Policy Group	Eu	2000	4	10	2	16
NHG	NL	1993	4	10	2	16
Vermont Progr QHC	US	1999	3	9	1	13
Colorado CGC	US	2000	2	8	2	12
Hawai State	US	1998	2	8	2	12
Mittel		1997,7	4,3	11,4	2,3	18,0
Max		2001	10	15	3	25
Min		1991	2	8	1	12
Median		1999	4	11,5	2	18,5

Tabelle 5: Clearingverfahren "Asthma bronchiale" (5)

	Land	Jahr	Ent /n	Form /n	Anwend /n	Gesamt /n
AkdÄ	D	2001	14	14	3	31
SIGN	Uk	1998	12	14	2	28
NoE EbGDP	Uk	1999	12	10	1	23
SIGN	Uk	1999	7	12	3	22
CMA	Can	1999	10	9	1	20
NIH	US	1997	7	12	1	20
SIGN	Uk	1996	11	7	2	20
Nat Asthma Camp	Australia	1998	8	10	1	19
ICSI	US	2000	7	9	2	18
WHO		1995	4	10	2	16
BTS	Uk	1997	4	9	2	15
Univ Malta	Malta	2000	3	9	1	13
Atemwegsliga	D	1998	2	10	0	12
Nordic Asthma ConGroup	Dk	2000	2	9	1	12
Am Ac Allergy an Imun	US	1996	3	7	0	10
Öster Ges Lungenerkrank	Austria	1999	2	6	0	8
Mittel		1998,3	6,8	9,8	1,4	17,9
Max		2001	14	14	3	31
Min		1995	2	6	0	8
Median		1998,5	7	9,5	1	18,5

Tabelle 6: Clearingverfahren "KHK" (6)

	Land	Jahr	Ent /n	Form /n	Anwend /n	Gesamt /n
SIGN	Uk	2001	15	11	4	30
SIGN	Uk	2002	14	12	4	30
AHCPR(95)	US	1995	12	10	2	24
NoE EbGDP	Uk	2001	12	11	0	23
SIGN(98)	UK	1998	8	11	4	23
SIGN	Uk	2000	8	11	3	22
OPOT	Can	2000	9	11	1	21
Brit Cardiac Soc	Uk	2001	10	9	2	21
ACC acute MI	US	1999	8	12	1	21
ICSI acute MI	US	2001	6	12	2	20
ACC / AHA stable	US	1999	8	10	1	19
ACC / AHA unstable	US	2002	8	10	1	19
NHF Austr and CS Austr and NZ	Australia / NZ	2000	6	11	1	18
ABFP	US	2001	6	11	1	18
ICSI Stable	US	2001	6	10	1	17
Eur Soc Card ACS	Eu	2000	8	9	0	17
Eur Soc Card Reha	Eu	1998	5	10	0	15
Eur Soc Card acute MI	Eu	1996	4	9	0	13
Can Cardiovas Soc	Can	1997	4	8	0	12
ABFP	US	2001	2	10	0	12
DGK Intervent	D	1999	3	9	0	12
Eur Soc Card	Eu	1997	5	6	0	11
DGK	D	1998	4	6	0	10
Mittel		1999,4	7,4	10,0	1,2	18,6
Max		2002	15	12	4	30
Min		1995	2	6	0	10
Median		2000	8	10	1	19

Tabelle 7: Clearingverfahren "Depression" (7)

	Land	Jahr	Ent /n	Form /n	Anwend /n	Gesamt /n
CPA	Can	2001	9	15	1	25
VHA	US	2000	9	12	2	23
Nat Advis Com Health	NZ	1996	7	13	2	23
/VHA-pharm	US	2000	8	12	2	22
NoE Eb GD	Uk	1997	11	10	0	21
ICSI-mh	US	2001	6	11	3	20
Can Con Conf	Can	1999	6	12	1	19
CSI-pc	US	2001	6	10	3	19
APA-mdd	US	2000	6	11	1	18
APA-bdd	US	1994	6	11	0	17
Brit Ass Psychopharm	UK	2000	5	11	1	17
ACP	US	2000	4	11	1	16
Sachs / Author	US	2000	7	8	1	16
WHO		2000	4	10	2	16
AkdÄ	D	1997	2	12	1	15
DGPPN	D	2000	2	12	1	15
ABFP	US	2001	2	11	1	14
CTFPHc	Can	1999	8	6	0	14
Duodecim	Fin	2001	2	10	1	13
NIH	US	1991	2	8	2	12
Mittel		1998,9	5,6	10,8	1,3	17,8
Max		2001	11	13	3	23
Min		1991	2	6	0	12
Median		2000	6	11	1	17

Tabelle 8: Clearingverfahren "COPD" (8)

	Land	Jahr	Ent /n	Form /n	Anwend /n	Gesamt /n
VHA	US	1999	12	14	1	27
Atemwegsliga	D	2002	11	12	1	24
CSI	US	2003	7	13	2	22
ACCP	US	1997	9	11	1	21
Finnish National Guidelines	Fin	2002	4	14	2	20
WHO		2003	8	11	1	20
Am Coll Phys	US	2001	9	10	0	19
BTS Reha	Uk	2001	5	13	1	19
BTS	Uk	1997	6	11	1	18
NZGG	NZ	1999	7	9	1	17
SA Med Ass	SA	1998	5	11	1	17
Duodecim	Fin	2002	4	10	1	15
ATS	US	1995	3	10	0	13
CanRRP	Can	1998	4	9	0	13
Eur Resp Soc	Eu	1995	3	10	0	13
Swiss RS	Ch	2002	3	10	0	13
ABFP	US	2001	2	10	0	12
AAFP	US	2000	3	6	1	10
Min of Health	Malaysia	1999	1	8	0	9
Alberta Med Ass	Can	2001	1	7	0	8
Mittel		1999,8	5,4	10,5	0,7	16,5
Max		2003	12	14	2	27
Min		1995	1	6	0	8
Median		2000,5	4,5	10	1	17

Tabelle 9: Clearingverfahren "Diabetes mellitus Typ 1" (9)

	Land	Jahr	Ent /n	Form /n	Anwend /n	Gesamt /n
SIGN	Uk	2001	12	12	3	27
DDG	D	2003	12	12	2	26
VHA	US	1999	8	15	4	26
CDA	Can		10	12	2	24
Am Diab Ass	US	2003	5	14	3	22
NZGG	NZ	2000	11	9	2	22
Am Ass Cl Endo	US	2002	2	16	3	21
FkS	D	2000	4	14	2	20
NSW Dep Health	Australia	1996	7	10	3	20
Int Soc Ped Adol Diabet		2000	4	14	0	18
Min Health Sing	SG	1999	4	9	1	14
Duodecim	Fin	2002	4	8	1	13
Wiscon Diab Adv G	US	2001	4	7	2	13
OPOT	Can	2000	2	10	0	12
Vermont Programme Qual	US	2002	3	8	1	12
Mass Dep Health	US	2001	2	8	1	11
State of Florida	US	2001	1	9	1	11
Eur Diab Policy Group	Eu	1998	3	5	0	8
Mittel		2000,5	5,4	10,7	1,7	17,8
Max		2003	12	16	4	27
Min		1996	1	5	0	8
Median		2001	4	10	2	19

Tabelle 10: Clearingverfahren "Mammakarzinom" (10)

	Land	Jahr	Ent /n	Form /n	Anwend /n	Gesamt /n
CMA	Can	1998	10	13	1	24
NHMRC	Australia	2001	8	13	3	24
RCR	Uk	1999	8	13	3	24
CCO	Can	2003	9	11	1	21
ICSI	US	2003	7	11	3	21
SIGN	Uk	1998	7	8	5	20
Royal Austral College Surg	NZ	1998	9	9	1	19
Am Coll Rad	US	2001	5	11	2	18
NCCN / Nat Com Canc Netw	US	2003	8	9	1	18
Am B Fam Phys	US	2001	4	11	2	17
AGO	D	2002	6	9	1	16
Br Ass Surg Oncol	Uk	1998	5	8	3	16
Duodecim	Fin	2002	3	10	1	14
Irish Soc Surg Oncol	IR	1997	3	8	0	11
SSO	US	1997	2	7	0	9
AGO	AT	2002	2	5	0	7
Mittel		2000,2	6,0	9,8	1,7	17,4
Max		2003	10	13	5	24
Min		1997	2	5	0	7
Median		2001	6,5	9,5	1	18

Tabelle 11: Clearingverfahren "Herzinsuffizienz" (11)

	Land	Jahr	Ent /n	Form /n	Anwend /n	Gesamt /n
SIGN / 2002	Uk	2002	16	12	4	34
NICE	Uk	2003	15	14	4	33
VHA	US	2001	12	14	1	27
AkdÄ	D	2001	11	14	1	26
ICSI/2004	US	2004	10	12	3	25
SIGN /1999	Uk	1999	7	13	4	24
USA/AHCPR(95)	US	1995	12	10	2	24
NHF NZ	NZ	2001	11	11	1	23
NHF NZ / Reha	NZ	2002	9	11	3	23
NHF/CSAustr	NZ / Australia	2002	8	14	1	23
OnPOT	Can	2000	9	12	1	22
ICSI/2004-b	US	2004	9	11	2	22
Can Cardiovas Soc	Can	2002	9	12	0	21
ICSI/2003	US	2003	10	11	0	21
Eur Soc Card	Eu	2001	8	11	0	19
Brisb Card Con	Australia	2001	6	11	1	18
Heart Fail Soc Am	US	1999	9	9	0	18
ACC / AHA	US	2001	5	12	1	18
DGK	D	2001	6	10	0	16
Uni Mich HS /1999	US	1999	8	8	0	16
Uni Mich HS /2001	US	2001	7	9	0	16
South Af Med Ass	SA	1998	6	8	1	15
SchwGK	Schweiz	2002	6	9	0	15
Am Geriatr Soc	US	1998	7	8	0	15
Am Med Dir Ass	US	2002	4	8	3	15
Duodecim/2002	Fin	2002	3	10	1	14
Duodecim/2004	Fin	2004	3	10	1	14
ACC	US	1999	4	8	0	12
Am B Fam Pract	US	1999	2	10	0	12
WHO		1995	2	7	1	10
DGPK	D	1998	3	4	0	7
Mittel		2000,6	7,6	10,4	1,2	19,3
Max		2004	16	14	4	34
Min		1995	2	4	0	7
Median		2001,0	8,0	11,0	1,0	18,0

Tabelle 12: Clearingverfahren "Chronischer Rückenschmerz" (12)

	Land	Jahr	Ent /n	Form /n	Anwend /n	Gesamt /n
Phil Panel	US	2001	14	11	3	28
VHA	US	1999	12	15	1	28
D/AkdÄ	D	2000	11	13	1	25
ICSI	US	2004	10	12	3	25
Fac Occ Med	Uk	2000	8	11	1	20
AmAss OS	US	2002	8	10	1	19
NSW ThAssG	Australia	2002	3	12	1	16
Am Ass Interv Pain Phys	US	2003	5	9	1	15
Duodecim	Fin	2004	3	10	1	14
Prodigy	Uk	2004	3	9	2	14
CSAG	UK	1994	3	10	0	13
DGPMR-b	D	1997	4	8	1	13
State Florida	US	1999	2	10	1	13
ANAES	F	2000	5	6	1	12
Am B Fam Prac	US	2001	4	7	1	12
DGPMR-a	D	1997	4	6	1	11
NASS	US	2000	4	7	0	11
DGOOC	D	2002	3	6	1	10
DGNeuroradio	D	1998	2	6	1	9
DGN-a	D	2002	2	5	1	8
DGN-b	D	2002	2	5	1	8
DGSP	D	2003	3	3	1	7
Mittel		**2000,6**	**5,2**	**8,7**	**1,1**	**15,0**
Max		**2004**	**14**	**15**	**3**	**28**
Min		**1994**	**2**	**3**	**0**	**7**
Median		**2001**	**4**	**9**	**1**	**13**

Tabelle 13: Clearingverfahren "Demenz" (13)

	Land	Jahr	Ent /n	Form /n	Anwend /n	Gesamt /n
NoE EbGD	Uk	1998	14	13	1	28
APA	US	1997	9	12	3	24
D/AkdÄ	D	2000	9	12	3	24
Am Med Dir Ass	US	1998	7	12	1	20
CMA	Can	2001	7	12	1	20
USPSTF	US	2003	9	10	1	20
AAN	US	2001	9	9	1	19
NZGG	NZ	1997	3	13	1	19
SIGN	Uk	1998	7	9	3	19
CTFPHC	Can	2001	8	9	1	18
NSW / RACGP	Australia	2003	5	10	1	16
DGPPN	D	2000	3	11	1	15
Singapore Min Health	SG	2001	5	8	2	15
Cunnings (Am A Fam Phys)	US	2002	3	10	1	14
DGN	D	2003	6	7	1	14
WHO		2000	3	9	2	14
Alberta M Ass	Can	2002	1	10	1	12
Duodecim	Fin	2004	3	8	1	12
Mittel		2000,5	6,2	10,2	1,4	17,9
Max		2004	14	13	3	28
Min		1997	1	7	1	12
Median		2001	6,5	10	1	18,5

Tabelle 14: Clearingverfahren " Schlaganfall" (14)

	Land	Jahr	Ent /n	Form /n	Anwend /n	Gesamt /n
Stroke Foundation	Nz	2003	13	13	5	31
SIGN	Uk	2000	12	13	3	28
VA	US	2003	11	15	1	26
D/AkdÄ	D	1999	11	13	1	25
NHMRC	Australia	1997	10	13	2	25
RCP	UK	2004	11	11	2	24
SNBHoW	Sw	2002	6	12	2	20
Heart Stroke Foundation	Ca	2003	4	12	1	17
Min Health Sing	SG	2003	4	10	3	17
Duodecim	Fin	2002	4	11	1	16
DGN	D	2003	4	10	0	14
AHA	US	2000	4	7	0	11
ESI	Eu	2003	3	8	0	11
Karolinska Stroke	Sw	2002	2	7	0	9
Thrombosis Interest G	Ca	2002	1	3	0	4
Mittel		2001,7	6,7	39,2%	10,5	62,0%
Max		2004	13	76,5%	15	88,2%
Min		1997	1	5,9%	3	17,6%
Median		2002	4	23,5%	11	64,7%

Tabelle 15: Clearingverfahren "Kolorektales Karzinom" (15)

	Land	Jahr	Ent /n	Form /n	Anwend /n	Gesamt /n
Aus/NHMRC	Australia	1999	11	16	3	30
DGC	D	2004	14	11	3	28
SIGN	Uk	2003	13	12	2	27
Ass Coloprot	Uk	2001	9	10	2	21
BC Cancer A	Ca	2004	8	8	0	16
NCCN	US	2004	6	8	1	15
NCI	US	2003	5	7	1	13
Mittel		2002,6	9,4	10,3	1,7	21,4
Max		14,0	14,0	16	3	30
Min		5	5	7	0	13
Median		2003	9	10	2	21

Tabelle 16: Ergebnisse Clearingverfahren - Alle (1-15)

Clearingverfahren	Anzahl LL	Älteste LL	Jüngste LL	Median	Anzahl LL D	LL D in %	Entw /n	Form /n	Anwend /n	Gesamt /n
Hypertonie	11	1995	1999	1998	1	9,1	9,5	14,3	3,1	26,9
Schmerztherapie bei Tumorpatienten	13	1994	2000	1998	1	7,7	9,3	14,2	2,8	26,3
Kolorektales Karzinom	7	1999	2004	2003	1	14,3	9,4	10,3	1,7	21,4
Akuter Rückenschmerz	15	1992	2000	1997	6	40,0	7,6	10,6	2,2	20,4
Herzinsuffizienz	31	1995	2004	2001	3	9,7	7,6	10,4	1,2	19,3
Koronare Herzkrankheit	23	1995	2002	2000	2	8,7	7,4	10	1,2	18,6
Schlaganfall	15	1997	2004	2002	2	13,3	6,7	10,5	1,4	18,5
Diabetes mellitus Typ 2	16	1993	2001	1999	1	6,3	4,3	11,4	2,3	18
Demenz	18	1997	2003	2001	3	16,7	6,2	10,2	1,4	17,9
Asthma bronchiale	16	1995	2001	1998,5	2	12,5	6,8	9,8	1,4	17,9
Depression	20	1991	2001	2000	2	10,0	5,6	10,8	1,3	17,8
Diabetes mellitus Typ 1	18	1999	2003	2000	2	11,1	5,4	10,7	1,7	17,8
Mammakarzinom	16	1997	2003	2001	1	6,3	6	9,9	1,7	17,4
COPD	20	1995	2003	2000,5	1	5,0	5,4	10,5	0,7	16,5
Chronischer Rückenschmerz	22	1994	2004	2001	8	36,4	5,2	8,7	1,1	15
Mittlerer Wert	**17,4**				**2,53**	**14,82**	**6,83**	**10,82**	**1,68**	**19,31**

Tabelle 17: Sortierung alle Clearingberichte

Sortierung nach Gesamtpunktzahl

Clearingberichte	Anzahl LL	Älteste LL	Jüngste LL	Median	Publikations-datum	Anzahl LL D	LL D in %	Entw /n	Form /n	Anwend /n	Gesamt /n
Hypertonie	11	1995	1999	1998	2000	1	9,1	9,5	14,3	3,1	26,9
Schmerztherapie bei Tumorpatienten	13	1994	2000	1998	2001	1	7,7	9,3	14,2	2,8	26,3
Kolorektales Karzinom	7	1999	2004	2003	2005	1	14,3	9,4	10,3	1,7	21,4
Akuter Rückenschmerz	15	1992	2000	1997	2001	6	40	7,6	10,6	2,2	20,4
Herzinsuffizienz	31	1995	2004	2001	2005	3	9,7	7,6	10,4	1,2	19,3
Koronare Herzkrankheit	23	1995	2002	2000	2002	2	8,7	7,4	10	1,2	18,6
Schlaganfall	15	1997	2004	2002	2005	2	13,3	6,7	10,5	1,4	18,5
Diabetes mellitus Typ 2	16	1993	2001	1999	2002	1	6,3	4,3	11,4	2,3	18
Demenz	18	1997	2003	2001	2005	3	16,7	6,2	10,2	1,4	17,9
Asthma bronchiale	16	1995	2001	1998,5	2001	2	11,1	6,8	9,8	1,4	17,9
Depression	20	1991	2001	2000	2003	2	10	5,6	10,8	1,3	17,8
Diabetes mellitus Typ 1	18	1999	2003	2000	2003	2	5,6	5,4	10,7	1,7	17,8
Mammakarzinom	16	1997	2003	2001	2003	1	6,3	6	9,9	1,7	17,4
COPD	20	1995	2003	2000,5	2003	1	5	5,4	10,5	0,7	16,5
Chronischer Rückenschmerz	22	1994	2004	2001	2005	8	36,4	5,2	8,7	1,1	15

Sortierung nach Alter der eingeschlossenen Leitlinien

Clearingberichte	Anzahl LL	Älteste LL	Jüngste LL	Median	Publikations-datum	Anzahl LL D	LL D in %	Entw /n	Form /n	Anwend /n	Gesamt /n
Akuter Rückenschmerz	15	1992	2000	1997	2001	6	40	7,6	10,6	2,2	20,4
Hypertonie	11	1995	1999	1998	2000	1	9,1	9,5	14,3	3,1	26,9
Schmerztherapie bei Tumorpatienten	13	1994	2000	1998	2001	1	7,7	9,3	14,2	2,8	26,3
Asthma bronchiale	16	1995	2001	1998,5	2001	2	11,1	6,8	9,8	1,4	17,9
Diabetes mellitus Typ 2	16	1993	2001	1999	2002	1	6,3	4,3	11,4	2,3	18
Koronare Herzkrankheit	23	1995	2002	2000	2002	2	8,7	7,4	10	1,2	18,6
Depression	20	1991	2001	2000	2003	2	10	5,6	10,8	1,3	17,8
Diabetes mellitus Typ 1	18	1999	2003	2000	2003	2	5,6	5,4	10,7	1,7	17,8
COPD	20	1995	2003	2000,5	2003	1	5	5,4	10,5	0,7	16,5
Herzinsuffizienz	31	1995	2004	2001	2005	3	9,7	7,6	10,4	1,2	19,3
Demenz	18	1997	2003	2001	2005	3	16,7	6,2	10,2	1,4	17,9
Mammakarzinom	16	1997	2003	2001	2003	1	6,3	6	9,9	1,7	17,4
Chronischer Rückenschmerz	22	1994	2004	2001	2005	8	36,4	5,2	8,7	1,1	15
Schlaganfall	15	1997	2004	2002	2005	2	13,3	6,7	10,5	1,4	18,5
Kolorektales Karzinom	7	1999	2004	2003	2005	1	14,3	9,4	10,3	1,7	21,4

Sortiertierung nach Anwendbarkeit

Clearingberichte	Anzahl LL	Älteste LL	Jüngste LL	Median	Publikations-datum	Anzahl LL D	LL D in %	Entw	Form	Anwend	Gesamt
Hypertonie	11	1995	1999	1998	2000	1	9,1	9,5	14,3	3,1	26,9
Schmerztherapie bei Tumorpatienten	13	1994	2000	1998	2001	1	7,7	9,3	14,2	2,8	26,3
Diabetes mellitus Typ 2	16	1993	2001	1999	2002	1	6,3	4,3	11,4	2,3	18
Akuter Rückenschmerz	15	1992	2000	1997	2001	6	40	7,6	10,6	2,2	20,4
Diabetes mellitus Typ 1	18	1999	2003	2000	2003	2	5,6	5,4	10,7	1,7	17,8
Mammakarzinom	16	1997	2003	2001	2003	1	6,3	6	9,9	1,7	17,4
Kolorektales Karzinom	7	1999	2004	2003	2005	1	14,3	9,4	10,3	1,7	21,4
Asthma bronchiale	16	1995	2001	1998,5	2001	2	11,1	6,8	9,8	1,4	17,9
Demenz	18	1997	2003	2001	2005	3	16,7	6,2	10,2	1,4	17,9
Schlaganfall	15	1997	2004	2002	2005	2	13,3	6,7	10,5	1,4	18,5
Depression	20	1991	2001	2000	2003	2	10	5,6	10,8	1,3	17,8
Koronare Herzkrankheit	23	1995	2002	2000	2002	2	8,7	7,4	10	1,2	18,6
Herzinsuffizienz	31	1995	2004	2001	2005	3	9,7	7,6	10,4	1,2	19,3
Chronischer Rückenschmerz	22	1994	2004	2001	2005	8	36,4	5,2	8,7	1,1	15
COPD	20	1995	2003	2000,5	2003	1	5	5,4	10,5	0,7	16,5

Tabelle 18: Im Clearingverfahren bewertete Leitlinien deutscher Organisationen

Clearingberichte	Herausgeber	Jahr	Entw /n	Form /n	Anwend /n	Gesamt /n
Hypertonie	AkdÄ	1998	11	15	4	30
Hypertonie	Hochdruckliga	1998	5	7	4	16
Schmerztherapie bei Tumorpatienten	AkdÄ	2000	15	15	3	33
Akuter Rückenschmerz	AkdÄ	2000	13	13	2	28
Akuter Rückenschmerz	DGSS	1992	4	9	1	14
Akuter Rückenschmerz	DGSS	1995	5	6	2	13
Akuter Rückenschmerz	DGSS	2000	5	7	0	12
Akuter Rückenschmerz	DGPMR chron	1997	4	4	0	8
Akuter Rückenschmerz	DGPMR akut	1997	4	2	0	6
Diabetes mellitus Typ 2	FkS	2000	4	14	2	20
Asthma	AkdÄ	2001	14	14	3	31
Asthma	Atemwegsliga	1998	2	10	0	12
Koronare Herzkrankheit	DGK Intervent	1999	3	9	0	12
Koronare Herzkrankheit	DGK	1998	4	6	0	10
Depression	AkdÄ	1997	2	12	1	15
Depression	DGPPN	2000	2	12	1	15
COPD	Atemwegsliga	2002	11	12	1	24
Diabetes mellitus Typ 1	DDG	2003	12	12	2	26
Diabetes mellitus Typ 1	FkS	2000	4	14	2	20
Mammakarzinom	AGO	2002	6	9	1	16
Herzinsuffizienz	DGPK	1998	3	4	0	7
Herzinsuffizienz	AkdÄ	2001	11	14	1	26
Herzinsuffizienz	DGK	2001	6	10	0	16
Chronischer Rückenschmerz	D/AkdÄ	2000	11	13	1	25
Chronischer Rückenschmerz	DGPMR-a	1997	4	6	1	11
Chronischer Rückenschmerz	DGPMR-b	1997	4	8	1	13
Chronischer Rückenschmerz	DGN-a	2002	2	5	1	8
Chronischer Rückenschmerz	DGN-b	2002	2	5	1	8
Chronischer Rückenschmerz	DGNeuroradio	1998	2	6	1	9
Chronischer Rückenschmerz	DGOOC	2002	3	6	1	10
Chronischer Rückenschmerz	DGSP	2003	3	3	1	7
Demenz	D/AkdÄ	2000	9	12	3	24
Demenz	DGN	2003	6	7	1	14
Demenz	DGPPN	2000	3	11	1	15
Schlaganfall	D/AkdÄ	1999	11	13	1	25
Schlaganfall	DGN	2003	4	10	0	14
Kolorektales Karzinom	DGC	2004	14	11	3	28

Steuergruppe des Leitlinien-Clearingverfahrens

Gemäß Gründungsvertrag des ÄZQ kann die Planungsgruppe für Fragen, welche im Rahmen der Beziehungen zu den Spitzenorganisationen der gesetzlichen Krankenversicherungen und der Krankenhäuser auf dem Feld der Qualitätssicherung von Bedeutung sind, zusätzlich Vertreter dieser Organisationen hinzuziehen. Diese Erweiterte Planungsgruppe wurde erstmalig 1999 als Steuergruppe des Leitlinien-Clearingverfahrens etabliert.

Im Zeitraum von 1999 – 2005 waren folgende Vertreter in der Steuergruppe des Leitlinien-Clearingverfahrens:

Institution	Name
Bundesärztekammer	Everz, D. Dr. (1999-2003) - Flenker, I. Prof. (1999-2005) - Hessenauer, F. Prof. (2003-2005) - Jonitz, G. Dr. (1999-2005) - Klakow-Franck, R. Dr. (2004-2005) - Kolkmann, F.W., Prof. (1999-2003) - Möhrle, A. Dr. (1999) - Reusch, M., Dr. (2003-2005) - Stobrawa, F. Dipl.-Vw. (1999-2004) - Zorn, U. Dr. (2004-2005)
Kassenärztliche Bundesvereinigung	Bausch, J. Dr. (1999-2000) - Gass, S., Dr. (2001-2002) - Gibis, B. Dr. (2002-2005) - Gramsch, E. (2001-2005) - Hansen, L. Dr. (2000-2005) - Hellmann, A. Dr. (2005) - Köhler, A. Dr. (2000-2001) - Munte, A. Dr. (2001-2004) - Oesingmann, U. Dr. (1999-2005) - Rögers, C. Dr. (1999-2000) - Spies, H.-F., Dr. (2001-2005) - Weisner, E. Dr. (1999-2000)
Deutsche Krankenhausgesellschaft	Braun, M. Dr. (2001-2002) - Brenske, M. Dr. (2002-2005) - Hansis, M. Dr. (1999-2000) - Hoffmann, H. Prof. (1999-2004) - Rudolphi, M. (2003) - Schlottmann, N. Dr. (2000-2005) - Scholz-Harzheim, R. Dr. (1999-2000) - Teske, S. Dr. (2000-2001) - Walger, M. Dr. (1999-2000)
Spitzenverbände für die Gesetzliche Krankenversicherung	Bannach, M. (2002-2004) - Bruns, J., Dr. (2000-2004) - Giehl, J. Prof. (2003-2004) - Ingenhag, W. Dr. (1999-2004) - Metzinger, B. Dr. (1999-2003) - Pelikan, J. Dr. (2000-2004) - Reinhard, K. Dr. (1999-2004) - Sehrt-Ricken, Prof. (1999) - Selgrad, P. Dr. (1999-2003) - Straub, Chr. Prof. (1999-2000) - Sunder-Plassmann, D. Dr. (2004) - Brüggemann, S. Dr. (2002-2005) - Szymkowiak, C. Dr. (2000) - Windeler, J. Prof. (1999-2004)
Gesetzliche Rentenversicherung	Brüggemann, S. Dr. (2002-2005) - Buschmann-Steinhage, R. Dr. (2002-2005) - Hüller, E. Dr. (2002-2004) - Klosterhuis, H. Dr. (2002-2005) - Korsukéwitz, C. Dr. (2002-2005) - Schliehe, F. Dr. (2002-2004) - Volke, E., Dipl.-Soz.Wiss (2002-2005)
Private Krankenversicherung	Fritze, J. Prof. (2002-2004)

Mitarbeiter der Leitlinien-Clearingstelle im ÄZQ

Im Zeitraum von 1999 – 2005 folgende Wissenschaftliche Mitarbeiter des ÄZQ für das Leitlinien-Clearingverfahren tätig:

M. Fiene (Arzt, Wiss. Mitarbeiter Leitlinienimplementierung) - L. Heymans (Arzt, Wiss. Mitarbeiter Clearingstelle Leitlinien) - H. Kirchner (Geschäftsführende Ärztin im ÄZQ) - Dipl.-Dokum. U. Lampert (Dokumentation, Webmaster) - M. Lelgemann MSc – Bereichsleitung Evidenzbasierte Medizin - Prof. Dr. Dr. med G. Ollenschläger (Leiter des ÄZQ) - Dr. D. Sonntag (Arzt, Wiss. Mitarbeiter Clearingstelle Leitlinien) - Dr. F. Thalau – Wiss. Mitarbeiter Clearingstelle Leitlinien - H. Thole (Arzt, Wiss. Mitarbeiter Clearingstelle Leitlinien) – Dr. C. Thomeczek (Geschäftsführer im ÄZQ) - Dipl.-Bibl. H. Trapp (Informationsvermittlungsstelle) - O. Weingart (Praktischer Arzt, Wiss. Mitarbeiter Clearingstelle Leitlinien)

Expertenkreise des Leitlinien-Clearingverfahrens

Expertenkreis	Beteiligte Experten*
Hypertonie	• **Dr. G. Jonitz, Ärztekammer Berlin (Moderation)** • PD Dr. N. Donner-Banzhoff, Marburg (Allgemeinmedizin), • Dr. H. H. Echterhoff, Bielefeld (Innere Medizin), • Prof. Dr. H.-W. Hense, Münster (Epidemiologie), • Frau Dr. R. Kunz, Berlin (Innere Medizin, klin. Epidemiologie), • PD Dr. P. Sawicki, Düsseldorf (Innere Medizin, Patientenschulung), Frau Prof. Dr. P. Thürmann, Wuppertal (Klin. Pharmakologie)
Schmerztherapie bei Tumorpatienten	• **Prof. Dr. J. Köbberling, Kliniken St. Antonius Wuppertal, Zentrum für Innere Medizin, Wuppertal (Moderation)** • Prof. Dr. U. Fuhr (Pharmakologie), • Prof. Dr. H. Göbel (neurologisch-verhaltensmedizinische Schmerzklinik), • Dr. U. Hankemeier (Anästhesiologie, Intensiv- und Schmerztherapie), • Dr. D. Jungck (Anästhesiologie, spezielle Schmerztherapie), • PD Dr. L. Radbruch (Anästhesiologie und Intensivmedizin, Schmerzambulanz), • Dr. L. Sause (Anästhesiologie und Intensivmedizin, Schmerzambulanz), • Dr. M. Schwalb (Innere Medizin)
Akuter Rückenschmerz	• **Frau Dr. H. Kirchner, ÄZQ, Köln (Moderation),** • Dr. med. Wilhelm Niebling, Titisee-Neustadt (Allgemeinmedizin), • Prof. Dr. phil. Dr. med. Heiner Raspe, Lübeck (Epidemiologie/Rheumatologie), • Prof. Dr. med. Kay Brune, Erlangen, • Dr. med. Hanns Zeilhofer, Zürich (Klinische Pharmakologie), • Frau Prof. Dr. Hasenbring, Bochum (Medizinische Psychologie), • Prof. Dr. med. Wolf-Ingo Steudel, Homburg/Saar (Neurochirurgie), • Prof. Dr. med. Jürgen Krämer, • PD Dr. med. Roland Willburger, Bochum (Orthopädie), • PD Dr. med. Axel Stäbler, München (Radiologie)
Diabetes mellitus Typ 2	• **Prof. Dr. J. Windeler, Medizinischer Dienst der Spitzenverbände der Krankenkassen e.V., Essen (Moderation),** • Frau Dr. G. Gericke, Chemnitz (Innere Medizin / Fußambulanz), • Frau Dr. M. Grüsser (ZI der KBV/ Projektbüro Schulungsprogramme), • Prof. Dr. E. Haupt, Bad Kissingen (Innere Medizin/stationäre Versorgung), • Prof. Dr. J. Köbberling, Wuppertal (Innere Medizin, Epidemiologie), • Dr. B. Richter, Düsseldorf (Klin. Pharmakologie), • Dr. H. Rüssmann, Dinslaken (Innere Medizin), • Dr. E. Schone, Sögel (Diabetologie, Praxisnetz Ems), • Prof. Dr. U. Schwantes, Berlin (Allgemeinmedizin)
Asthma bronchiale	• **Frau Dr. R. Scholz, Städt. Klinikum Kemperhof, Koblenz (Moderation),** • Dr. D. Bassler, (Deutsches Cochrane-Zentrum: Medizinische Biometrie und Informatik), • Freiburg, Dr. J. Fessler, Flörsheim (Allgemeinmedizin/ambulante Versorgung), • Prof. Dr. J. Forster, Freiburg (Pädiatrie, stat. Versorgung), • PD Dr. D. Franzen, Köln (ambulante Innere Medizin, Pulmonologie, Schulung), • Prof. Dr. M. Geraedts, Düsseldorf (Med. Soziologie, Praxisverbünde, Leitlinien), • Prof. Dr. med. Dr. rer. nat. C. Kroegel, Jena (Innere Medizin, Pulmonologie, Allergologie/Immunologie), • Dr. W. LangHeinrich, Obertshausen (Allgemeinmedizin), • PD Dr. K. Mörike, Tübingen (Klin. Pharmakologie), • Dr. M. Schmitz, Davos (Innere Medizin, Pulmonologie, Rehabilitation);
Koronare Herzkrankheit	• **Frau Dr. H. Kirchner, ÄZQ, Köln (Moderation),** • Prof. Dr. P. Sawicki, Köln, • Dr. J. Fessler, Flörsheim (Allgemeinmedizin/ambulante Versorgung), • Dr. J. Gross, Rüsselsheim (Kardiologie/ambulante Versorgung), • Prof. Dr. H. W. Höpp, Köln (Kardiologie/universitäre Versorgung),

- Dr. G. von Knoblauch zu Hatzbach, Stadtallendorf (Innere Medizin/ambulante Versorgung),
- Prof. Dr. H. Klues, Krefeld (Kardiologie/stationäre Versorgung Schwerpunktkrankenhaus),
- Dr. W. Mayer-Berger, Leichlingen (Rehabilitation/stationäre Versorgung),
- PD Dr. K. Mörike, Tübingen (Pharmakologie),
- Prof. Dr. H. Rüddel, Bad Kreuznach (Psychosomatik),
- Prof. Dr. T. Szucs, Zürich, Schweiz (Gesundheitsökonomie)

Depression	- **Prof. Dr. J. Windeler, Medizinischer Dienst der Spitzenverbände der Krankenkassen e.V., Essen (Moderation),** - Dr. W. Becker, Lörrach (Psychiatrie, ambulant), - Prof. Dr. Dr. E. Haen, Regensburg (Klin. Pharmakologie), - PD Dr. Dr. Dipl. Psych. M. Härter, Freiburg (Psychiatrie und Psychotherapie), - Frau Prof. Dr. R. de Jong-Meyer, Münster (Psychologie und Psychotherapie), - Prof. Dr. Dipl. Psych. M. Linden, Berlin (Psychosomatik, Rehabilitation), - Dr. W. Niebling, Titisee Neustadt (Allgemeinmedizin / Hausarzt), - Prof. Dr. L. Pientka, Herne (Innere Medizin / Geriatrie), - Prof. Dr. H. Sandholzer, Leipzig (Allgemeinmedizin)
COPD	- **Frau Dr. I. Kopp, AWMF, Marburg (Moderation),** - Dr. J. Fessler, Flörsheim (hausärztliche Versorgung, Allgemeinmedizin), - Dr. D. Franzen, Köln (ambulante Versorgung, Innere Medizin, Kardiologie, Pneumologie), - Dr. H.-J. Graf, Köln (ambulante Versorgung, Innere Medizin, Pneumologie), - Prof. Dr. Dr. C. Kroegel, Jena (stationäre Versorgung, Innere Medizin, Pneumologie), - Prof. Dr. J. Fischer, Norderney (stationäre Versorgung, Innere Medizin, Pneumologie, Rehabilitation), - Prof. Dr. H.-U. Kauczor, Heidelberg (Radiologische Diagnostik), - Dr. K. Mörike, Tübingen (Klinische Pharmakologie), - Prof. Dr. M. Geraedts, Düsseldorf (Public Health)
Diabetes mellitus Typ 1	- **Dr. Y. Falck-Ytter, Freiburg (Moderation),** - Dr. G. Gericke, Chemnitz (stationäre Versorgung, Innere Medizin), - Frau Dr. M. Grüßer, Köln (Patientenschulung, Self-Management), - Prof. Dr. A. Grüters-Kieslich, Berlin (stationäre Versorgung, Kinder- und Jugendmedizin), - Prof. Dr. E. Haupt, Bad Kissingen (stationäre Versorgung, Innere Medizin, Rehabilitation), - Dr. B. Richter, Düsseldorf (Klinische Pharmakologie), - Prof. Dr. Ulrich Schwantes, Berlin (hausärztliche Versorgung, Lehrstuhl für Allgemeinmedizin), - Dr. E. Schone, Sögel (ambulante Versorgung, Innere Medizin)
Mammakarzinom	- **Herr T. Kober, Kompetenznetz Maligne Lymphone Klinik I für Innere Medizin, Köln (Moderation),** - Prof. Dr. H. H. Bartsch, Freiburg im Breisgau (Innere Medizin - Onkologie / Rehabilitation), - Prof. Dr. R. G. H. Baumeister, München (Chirurgie), - Dr. K. Goerke, Schwetzingen (Gynäkologie), - Dr. K. Giersiepen, Bremen (Epidemiologie), - Dr. H. J. Hindenburg, Berlin (Gynäkologie), - Frau K. Ming, Großostheim (Patientinnenberatung), - Prof. Dr. R. Schulz-Wendtland, Erlangen (Radiologie), - Prof. Dr. S. Störkel, Wuppertal (Pathologie)
Herzinsuffizienz	- **Dr. Stefan Sauerland, Köln (Moderation),** - Dr. med. J. Fessler, Facharzt für Allgemeinmedizin, Flörsheim, Dr. med. J. Gross, Rüsselsheim (Facharzt für Kardiologie), - Prof. Dr. med. H. W. Höpp, Universität zu Köln, - Prof. Dr. med. H. Klues, Klinikum Krefeld, - Dr. med. W. Mayer-Berger, Klinik Roderbirken der LVA Rheinprovinz, Leichlingen, - PD Dr. med. K. Mörike, Universitätsklinikum Tübingen, - Prof. Dr. med. T. Szucs, Europem Center of Pharmaceutical Medicine, Zürich, Schweiz - Dr. med. G. von Knoblauch zu Hatzbach, Facharzt für Innere Medizin, Stadtallendorf

Chronischer Rückenschmerz	▪ **PD Dr. med. I. Kopp, AWMF, Marburg (Moderation),** ▪ PD Dr. med. D. Banzer, Zentralklinik Emil von Behring, Berlin, ▪ Prof. Dr. med. B. Greitemann, Klinik Münsterland der LVA Westfalen, Bad Rothenfelde, ▪ Dr. med. K. Güttler, Institut für Pharmakologie, Köln, ▪ Dr. med. U. Hankemeier, Evangelisches Krankenhaus, Bielfeld, ▪ Prof. Dr. phil. M. Hasenbring, Ruhr-Universität Bochum, ▪ PD Dr. med. M. Haupts, Ruhr Universität Bochum, ▪ Dr. med. A. Liesenfeld, Arzt für Allgemeinmedizin, Amöneburg, ▪ Dr. med. P. Metz-Stavenhagen, Werner-Wicker-Klinik Bad Wildungen, ▪ Prof. Dr. med. W.-I. Steudel, Universitätskliniken des Saarlandes, Homburg, ▪ PD Dr. med. R. E. Willburger, Ruhr-Universität Bochum
Demenz	▪ **Dr. med. J.W. Weidringer, Bayerische Landesärztekammer, München (Moderation),** ▪ Prof. Dr. med. M.E. Beutel, Universität Mainz, ▪ Dr. med. B. Ibach, Universität Regensburg, ▪ Dr. med. N. Lübke, Kompetenz-Centrum Geriatrie beim MDK,Hamburg, ▪ PD Dr. med. G. Nelles, Facharzt für Neurologie, ▪ Köln, Prof. Dr. med. L. Pientka, Univ.-klinik der Ruhr-Univ. Bochum, Marienhospital Herne, ▪ Prof. Dr. med. H. Sandholzer, Universität Leipzig, ▪ Frau Prof. Dr. med. E. Steinhagen-Thiessen, Evangelisches Geriatriezentrum Berlin
Schlaganfall	▪ **Frau M. Lelgemann MSc, Deutsches Cochrane Zentrum, Freiburg (bis 09/2004), seit Oktober 2004 ÄZQ, Berlin (Moderation),** ▪ Prof. Dr. med. Klaus Balzer, Evangelisches Krankenhaus, Mülheim, ▪ Dr. med. Walter Dresch, Praxis für Allgemeinmedizin, Köln, ▪ Dr. med. Peter Frommelt, Asklepios Klinik, Schaufling, ▪ Prof. Dr. med. Wolfgang, Habscheid, Paracelsus Krankenhaus, Ostfildern, ▪ PD Dr. med. Peter L. Kolominsky-Rabas, Forschungsinstitut Public Health, Nürnberg, ▪ PD Dr. Dr. med. Claus Köppel, Vivantes Klinikum, Berlin, ▪ Dr. med. Josef Leclaire, Praxis für Neurologie, Dortmund, ▪ PD Dr. med. Gerhard Schuierer, Bezirksklinikum, Regensburg, ▪ Prof. Dr. med. Michael Schwarz, Klinikzentrum Mitte, Dortmund
Kolorektales Karzinom	▪ **PD Dr. med. B. Richter, Universitätsklinik Düsseldorf (Moderation),** ▪ Dr. med. C. M. Pilz, Facharzt für Allgemeinmedizin / Neunkirchen am Brand, ▪ Prof. Dr. med. R. Büttner, Universität Bonn, ▪ Prof. Dr. med. B. M. Cramer, HELIOS-Kliniken Wuppertal, ▪ Dr. med. K. Giersiepen MPH, Bremer Institut für Präventionsforschung und Sozialmedizin, ▪ Prof. Dr. rer. nat. Dr. med. A. Lübbe, Cecilienklinik / Bad Lippspringe, ▪ Dipl. Ing. K. Machate, Deutsche Ileostomie-Colostomie-Urostomie-Vereinigung e. V. Jena, ▪ PD Dr. med. H. Messmann, Zentralklinikum Augsburg, ▪ Frau Dr. med. U. Rühl, Klinikum am Urban Berlin, ▪ Prof. Dr. med. H. Zirngibl, HELIOS-Kliniken Wuppertal

* Entsprechen den Zeitpunkt der Veröffentlichung des jeweiligen Leitlinien-Clearingberichtes

Publikationen unter Beteiligung des ÄZQ zur Leitlinien-Qualität und zum Leitlinien-Clearingverfahren (Stand 13.01.06)

Antes G, Bassler D, Forster J, Ollenschläger G. Die methodische Qualität von Leitlinien-dargestellt am Beispiel "Asthma bronchiale". Z Arztl Fortbild Qualitatssich 1998;92:295-7.

Arbeitsgemeinschaft der Wissenschaftlichen Medizinischen Fachgesellschaften (AWMF), Ärztliche Zentralstelle Qualitätssicherung (ÄZQ). Das Leitlinien-Manual von AMWF und ÄZQ. Z Arztl Fortbild Qualitatssich 2001;95 Suppl 1:1-84.

Burgers JS, Grol R, Klazinga NS, Mäkelä M, Zaat J. Towards evidence-based clinical practice: an international survey of 18 clinical guideline programs. Int J Qual Health Care 2003;15(1):31-45.

Development and validation of an international appraisal instrument for assessing the quality of clinical practice guidelines: the AGREE project. Qual Saf Health Care 2003;12(1):18-23.

Donner-Banzhoff N, Echterhoff HH, Hense HW, Kunz R, Sawicki P, Thürmann P, Jonitz G, Ollenschläger G. Leitlinien-Clearing-Bericht "Hypertonie". Zusammenfassung und Empfehlungen für eine nationale Hypertonie-Leitlinie in Deutschland. Z Arztl Fortbild Qualitatssich 2000;94(5):341-9.

Encke A, Kopp I, Selbmann H-K, Hoppe D, Köhler A, Ollenschläger G. Das Deutsche Instrument zur methodischen Leitlinien-Bewertung (DELBI). Dt Arztebl 2005;102(26):A-1912-A-1913.

Fiene M, Kirchner H, Ollenschläger G. Aktuelle Diskussionen zur Realisierung von Qualitätsmanagement im deutschen Gesundheitswesen. Psychomed 2001;13:132-7.

Fiene M, Kirchner H, Ollenschläger G. Probleme bei der Entwicklung und Implementierung von Leitlinien. In: Gerlinger T, Heiskel H, Herrmann M, Hinricher L, Hungeling G, Lenhardt U, Simon M, Stegmüller K, editors. Jahrbuch für Kritische Medizin 35-Leitlinien. Hamburg: Argument-Verlag; 2001. p. 8-18.

Gramsch E, Hoppe JD, Jonitz G, Richter-Reichhelm M, Ollenschläger G. Kompendium Q-M-A. Qualitätsmanagement in der ambulanten Versorgung. Köln: Deutscher Ärzteverlag; 2003.

Härter M, Bermejo I, Ollenschläger G, Schneider F, Gaebel W, Hegerl U, Niebling W, Berger M. Improving quality of care for depression: the German Action Programme for the implementation of evidence-based guidelines. Int J Qual Health Care 2005.

Helou A, Lorenz W, Ollenschläger G, Reinauer H, Schwartz FW. Methodische Standards der Entwicklung evidenz-basierter Leitlinien in Deutschland. Konsens zwischen Wissenschaft, Selbstverwaltung und Praxis. Z Arztl Fortbild Qualitatssich 2000;94(5):330-9.

Helou A, Ollenschläger G. Ziele, Möglichkeiten und Grenzen der Qualitätsbewertung von Leitlinien. Ein Hintergrundsbericht zum Nutzermanual der Checkliste "Methodische Qualität von Leitlinien". Z Arztl Fortbild Qualitatssich 1998;92(5):361-5.

Helou A, Schwartz FW, Ollenschläger G. Qualitätsmanagement und Qualitätssicherung in Deutschland. Bundesgesundheitsbl Gesundheitsforsch Gesundheitsschutz 2002;45:205-14.

Jäckel WH, Gerdes N, Herdt J, Ollenschläger G. Wissensmanagement in der Rehabilitation - Vorschlag zu einer systematischen Entwicklung von Leitlinien. Rehabilitation (Stuttg) 2002;41(4):217-25.

Kirchner H, Fiene M, Ollenschläger G. Bewertung und Implementierung von Leitlinien. Rehabilitation (Stuttg) 2003;42(2):74-82.

Kirchner H, Fiene M, Ollenschläger G. Disseminierung und Implementierung von Leitlinien im Gesundheitswesen: Bestandsaufnahme Juli 2001. Dtsch Med Wochenschr 2001;126(43):1215-20.

Kirchner H, Ollenschläger G. Implementierung von Leitlinien-Netze auf dem Weg zur evidenz-basierten Medizin. In: Tophoven C, Lieschke L, editors. Integrierte Versorgung. Köln: DÄV; 2002. p. 83.

Kirchner H, Ollenschläger G. Leitlinien zur Tumorschmerztherapie. In: Hankemeier U, Krizantis F, Schüle-Hein K, editors. Tumorschmerztherapie. 3th ed. Heidelberg: Springer Medizin Verlag; 2004. p. 57-67.

Kirchner H, Sänger S, Weingart O, Ollenschläger G. Methoden und Techniken der Evidenzbasierten Medizin. In: Kassenärztliche Bundesvereinigung (KBV), editor. Handbuch Qualitätszirkel. Köln: Kassenärztliche Bundesvereinigung; 2003.

Kirchner H, Thomeczek C, Jonitz G, Gramsch E, Ollenschläger G. Qualitätssicherung in der medizinischen Versorgung. Aktuelle Entwicklungen. Z Arztl Fortbild Qualitatssich 2003;97:517-9.

Kirchner H. Das Deutsche Leitlinien-Clearingverfahren - Hintergrund, Zielsetzung, Ergebnisse dargestellt an Leitlinien zur Behandlung des Tumorschmerzes. Inaugural-Dissertation zur Erlangung der Doktorwürde. Köln: Universität zu Köln, Hohe Medizinische Fakultät; 2003.

Kroegel C, Reissig A, Bonnet R, Albes JM, Thole H, Ollenschläger G, Wahlers T, Schneider CP, Gillissen A, Costabel U. Aktuelle Entwicklungen in der Pneumologie 2002 -- Teil 1. Med Klin (Munich) 2003;98(1):30-56.

Kunz R, Ollenschläger G, Raspe H. Lehrbuch Evidenzbasierte Medizin in Klinik und Praxis. Köln: Deutscher Ärzte-Verlag; 2000.

Lauterbach KW, Lubecki P, Oesingmann U, Ollenschläger G, Richard S, Straub C. Konzept eines Clearingverfahrens für Leitlinien in Deutschland. Z Arztl Fortbild Qualitatssich 1997;91(3):283-8.

Oesingmann U, Thomeczek C, Bungart B, Lampert U, Kolkmann FW. Clinical Practice Guidelines in Germany-The German Guidelines Clearinghouse. eBMJ 2006;318.

Ollenschläger G, Gerlach FM, Kirchner H, Weingart O. Über die Umsetzung "evidenzbasierter Medizin" in den Alltag einer Allgemeinpraxis. internist prax 2003;43:811-22.

Ollenschläger G, Helou A, Kostovic-Cilic L, Perleth M, Raspe HH, Rienhoff O, Selbmann HK, Oesingmann U. Die Checkliste zur methodischen Qualität von Leitlinien. Ein Beitrag zur Qualitätsförderung ärztlicher Leitlinien. Z Arztl Fortbild Qualitatssich 1998;92(3):191-4.

Ollenschläger G, Kirchner H, Berenbeck C, Thole H, Weingart O, Sonntag D, Fiene M, Thomeczek C. Aktuelle Initiativen zur Realisierung nationaler Leitlinien in Deutschland - eine Übersicht. Gesundheitswesen 2002;64(10):513-20.

Ollenschläger G, Kirchner H, Fiene M. Leitlinien in der Medizin--scheitern sie an der praktischen Umsetzung? Internist (Berl) 2001;42(4):473-83.

Ollenschläger G, Kirchner H, Kirchner A. Standards und Richtlinien in Behandlungspfaden: Standardisierbarkeit ärztlicher Leistung. In: Oberender PO, editor. Clinical Pathways. Facetten eines neues Versorgungsmodells. Stuttgart: W. Kohlhammer; 2005. p. 118-45.

Ollenschläger G, Kirchner H, Sänger S, Thomeczek C, Jonitz G, Gramsch E. Qualität und Akzeptanz medizinischer Leitlinien in Deutschland – Bestandsaufnahme Mai 2004. In: Hart D, editor. Klinische Leitlinien und Recht. Baden-Baden: Nomos-Verlag; 2005. p. 17-39.

Ollenschläger G, Kirchner H, Thomeczek C, Oesingmann U, Kolkmann FW. Funktionen von Leitlinien im Gesundheitswesen. Effektive Steuerungsinstrumente. Ges pol Komm 1999;40 (Sondernummer 3):18-22.

Ollenschläger G, Kirchner H, Thomeczek C. Aktuelle Initiativen zur Realisierung nationaler Leitlinien in Deutschland-eine Übersicht. In: Lauterbach KW, Schrappe M, editors. Gesundheitsökonomie, Qualitätsmanagement und Evidence-based Medicine. Stuttgart: Schattauer; 2004. p. 513-23.

Ollenschläger G, Marshall C, Qureshi S, Rosenbrand K, Burgers J, Mäkelä M, Slutsky J. Improving the quality of health care: using international collaboration to inform guideline programmes by founding the Guidelines International Network (G-I-N). Qual Saf Health Care 2004;13(6):455-60.

Ollenschläger G, Oesingmann U, Kolkmann FW. Evaluation von Leitlinien-Das Leitlinien-Clearingverfahren von Bundesärztekammer und Kassenärztlicher Bundesvereinigung. Internist 2000;41:M 164-M 166.

Ollenschläger G, Oesingmann U, Kolkmann FW. Leitlinien in der Diskussion. Sind sie als Steuerungsinstrumente im Gesundheitswesen geeignet? Forum Gesell pol 2000;255-7.

Ollenschläger G, Oesingmann U, Thomeczek C, Kolkmann FW, Bungart B, Lampert U. Ärztliche Leitlinien in Deutschland. In: Haake D, Kugler J, Lippert H, editors. Der leitende Arzt in der Krankenhausorganisation. Loseblattsammlung. Balingen: Spitta Verlag; 1998. p. 4-5-1.3.

Ollenschläger G, Oesingmann U, Thomeczek C, Kolkmann FW, Lampert U. Ärztliche Leitlinien. Aktueller Stand und zukünftige Entwicklungen aus Sicht der Ärztlichen Zentralstelle Qualitätsicherung. In: Ziegler M, editor. Qualitätsmanagement im Gesundheitswesen: Aus Erfahrung lernen. Bonn: Wiss. Verlag Venusberg; 1998. p. 52-60.

Ollenschläger G, Oesingmann U, Thomeczek C, Kolkmann FW. Ärztliche Leitlinien in Deutschland--aktueller Stand und zukünftige Entwicklungen. Z Arztl Fortbild Qualitatssich 1998;92(4):273-80.

Ollenschläger G, Oesingmann U, Thomeczek C, Kolkmann FW. Die "Leitlinie für Leitlinien" der Bundesärztekammer und der Kassenärztlichen Bundesvereinigung. In: Hart D, editor. Ärztliche Leitlinien-Empirie und Recht der professionellen Normsetzung. Baden-Baden: Nomos Verlagsgesellschaft; 2000. p. 41-8.

Ollenschläger G, Oesingmann U. Verbindlichkeit und Qualität von Leitlinien-Die "Leitlinie für Leitlinien" der Bundesärztekammer und der Kassenärztlichen Bundesvereinigung. In: Beske F, Kern AO, editors. Leitlinien und Standards in der Medizin-auf dem Weg in die Einheitsbehandlung? Kiel: Institut für Gesundheits-System-Forschung; 1999. p. 23-9.

Ollenschläger G, Schott G. Leitlinien und Evidenz-basierte Medizin in Deutschland. Aktueller Stand, Erfahrungen der Deutschen Krebsgesellschaft und Ausblick. Onkologe 1999;5:826-9.

Ollenschläger G, Sonntag D. Leitlinien in der Diskussion. Bremer Arztej 2004;57(5):16-8.

Ollenschläger G, Thomeczek C, Bungart B, Lampert U, Arndt S, Kolkmann FW, Oesingmann U. Das Leitlinien-Clearingprogramm der Selbstverwaltungskörperschaften im Gesundheitswesen--Ein Projekt zur Qualitätsförderung in der Medizin. Gesundheitswesen 1999;61(3):105-11.

Ollenschläger G, Thomeczek C, Kirchner H, Oesingmann U, Kolkmann FW. Leitlinien und Evidenz-basierte Medizin in Deutschland. Z Gerontol Geriatr 2000;33(2):82-9.

Ollenschläger G, Thomeczek C, Kirchner H, Oesingmann U, Kolkmann FW, Kunz R. The German Guidelines Clearing House (GGC)-Rationale, Aims and Results. Proc R Coll Phys Edinb 2001;31 (Suppl.9):59-66.

Ollenschläger G, Thomeczek C, Oesingmann U, Kolkmann FW. Qualitätsförderung ärztlicher Leitlinien: Das deutsche Clearingverfahren-Hintergründe und Ziele. Niedersach Arztebl 1999;8.

Ollenschläger G, Thomeczek C, Thalau F, Heymans L, Thole H, Trapp H, Sänger S, Lelgemann M. Medizinische Leitlinien in Deutschland, 1994 bis 2004. Von der Leitlinienmethodik zur Leitlinienimplementierung. Z Arztl Fortbild Qualitatssich 2005;99(1):7-13.

Ollenschläger G, Thomeczek C. Ärztliche Leitlinien-Definitionen, Ziele, Implementierung. Z Arztl Fortbild Qualitatssich 1996;90:347-53.

Ollenschläger G, Thomeczek C. Qualitätssicherung und kontinuierliche Qualitätsverbesserung--Bestandsaufnahme der ärztlichen Selbstverwaltung zur Qualitätssicherung in der Medizin 1955-1995. Gesundheitswesen 1996;58(7):360-71.

Ollenschläger G. Ärztliches Zentrum für Qualität in der Medizin 1995-2002--Sieben Jahre Konzeption und Koordinierung von Qualitätsprojekten der ärztlichen Selbstverwaltung. Gesundheitswesen 2003;65(6):413-6.

Ollenschläger G. Evidenz-basierte Leitlinien zur Erreichung von Therapiezielen-Problem der Qualität und Priorisierung. Ges pol Komm 1999;40 (Sondernummer 2):23-5.

Ollenschläger G. Evidenzbasierte Leitlinien-Risiken und Chancen. In: Arbeitsgemeinschaft für Rechtsanwälte im Medizinrecht, editor. Leitlinien, Richtlinien und Gesetz. Wieviel Reglementierung verträgt das Arzt-Patienten-Verhältnis? Berlin: Springer; 2003. p. 48-64.

Ollenschläger G. Globalisierung und Leitlinienarbeit. Positionierung des Europarates und Gründung eines internationalen Leitlinien-Netzwerkes. BKK 2003;91(4):199-206.

Ollenschläger G. Kritische Bestandsaufnahme der Leitlinienentwicklung und -anwendung in Deutschland. In: Dietrich F, Imhoff M, Kliemt H, editors. Standardisierung in der Medizin. Qualitätssicherung oder Rationierung. Stuttgart: Schattauer; 2003. p. 38-52.

Ollenschläger G. Leitlinien als Instrumentarium des Qualitätsmanagement: Das Leitlinien-Clearingverfahren der Selbstverwaltungskörperschaften im Gesundheitswesen. In: Lauterbach KW, Schrappe M, editors. Gesundheitsökonomie, Qualitätsmanagement und Evidence-based Medicine. Stuttgart: Schattauer; 2001. p. 478-85.

Ollenschläger G. Leitlinien und evidenzbasierte Medizin in Deutschland. Aktueller Stand und Ausblick. In: Sacket DL, Richardson WS, Rosenberg W, Haynes RB, Kunz R, Fritsche L, editors. Evidenzbasierte Medizin-EBM-Umsetzung und -Vermittlung. München: Zuckschwerdt Verlag; 1999. p. 118-22.

Ollenschläger G. Leitlinien und Qualitätsmanagement im Gesundheitswesen-Möglichkeiten und Grenzen. Österr Krankenh z 2003;(6):29-31.

Ollenschläger G. Leitlinien: Bedeutung, Verbindlichkeit und Qualität. In: Wirtschafts- und sozialwissenschaftlicher Arbeitskreis Osnabrück, editor. Krankenhausmanagement im Spannungsfeld zwischen Qualität und Kosten-mit einer Evidenz-basierten Medizin (EBM) und Leitlinien zu einer verbesserten Patientenversorgung? Fachhochschule Osnabrück; 1999. p. 71-92.

Ollenschläger G. Medizinischer Standard und Leitlinien--Definitionen und Funktionen. Z Arztl Fortbild Qualitatssich 2004;98(3):176-9.

Ollenschläger G. Möglichkeiten und Grenzen von Leitlinien zur Reduktion von Über-, Unter- und Fehlversorgung. Arzneim Forsch 2002;52:334-6.

Ollenschläger G. Qualitätsförderung medizinischer Leitlinienn. Perspectives on Managed Care 1999;2(2):23-6.

Ollenschläger G. Realisierung von Evidenz-basierter Medizin in der Gesundheitsversorgung. In: Michaelis J, Raspe HH, editors. Die Evidenz-basierte Medizin im Licht der Fakultäten. Akademie der Wissenschaften und der Literatur Mainz. Basel: Schwabe Verlag; 2001. p. 173-80.

Ollenschläger G. Tragfähige Gesundheitsziele-Orientierung an wissenschaftlichen Erkenntnissen. In: Gesellschaft für Versicherungswissenschaft und -gestaltung (GVG), editor. Gesundheitsziele.de-Forum Gesundheitsziele Deutschland: Gesundheitsziele für Deutschland; Entwicklung, Ausrichtung, Konzepte. Berlin: AKA; 2002. p. 51-69.

Thole H, Kroegel C, Bassler D, Fessler J, Forster J, Franzen D, Geraedts M, Mörike K, Schmitz M, Scholz R, Kirchner H, Ollenschläger G. Das Leitlinien-Clearingverfahren Asthma bronchiale - 2. Empfehlungen zu Eckpunkten fur eine nationale Leitlinie Asthma bronchiale. Pneumologie 2004;58(3):165-75.

Thole H, Trapp H, Kirchner H, Ollenschläger G. Leitlinien in der Medizin-Evidenzen, Qualität und Anforderungen. Med Orthopäd Techn 2004;124(2):7-20.

Thole H, Weingart O, Lampert U, Bassler D, Fessler J, Forster J, Franzen D, Geraedts M, Kroegel C, Mörike K, Schmitz M, Scholz R, Teske S, Ollenschläger G. Das Leitlinien-Clearingverfahren Asthma bronchiale--1. Methodik und Ergebnisse der formalen Bewertung. Pneumologie 2003;57(8):459-67.

Thole H, Weingart O, Ollenschläger G. Die Leitlinien-Clearingverfahren "Asthma bronchiale" und "Diabetes mellitus Typ 2"-Zusammenfassung der Ergebnisse und empfohlenen Maßnahmen. Dt Arztebl 2002;99:A-2134-A-2135.

Thomeczek C, Lampert U, Brune K, Hasenbring M, Kramer J, Niebling W, Raspe H, Stabler A, Steudel WI, Willburger RE, Zeilhofer HU, Kirchner H, Ollenschläger G. Das Leitlinien-Clearingverfahren Akuter Rückenschmerz. Methodik und Ergebnisse der formalen Bewertung. Z Orthop Ihre Grenzgeb 2003;141(1):11-7.

Weingart O, Sonntag D, Trapp H, Bartsch HH, Baumeister RG, Goerke K, Giersiepen K, Hindenburg HJ, Ming K, Schulz-Wendtland R, Storkel S, Kober T, Thole H, Kirchner H, Ollenschläger G. Leitlinien-Clearingverfahren Mammakarzinom: Die Notwendigkeit einer häufigen Aktualisierung von Mammakarzinom-Leitlinien erfordert effektive Vorgehensweisen bei der Fortschreibung von Leitlinien. Z Arztl Fortbild Qualitatssich 2004;98(5):403-11.

Wismar M, Brasseit U, Ollenschläger G, Angele S. Verfahren und Kriterien zur exemplarischen Auswahl von Gesundheitszielen. In: Gesellschaft für Versicherungswissenschaft und -gestaltung (GVG), editor. Gesundheitsziele.de, Gesundheitsziele für Deutschland: Entwicklung, Ausrichtung, Konzepte. Berlin: Akademische Verlagsgesellschaft; 2002. p. 17-38.

Externe Publikationen mit Bezug zum Leitlinien-Clearingverfahren

Bericht der Enquete-Kommission Ethik und Recht der modernen Medizin. Über den Stand der Arbeit. 2005 [cited: 2006 Jan 12]. Available from: http://www.bundestag.de/parlament/kommissionen/archiv15/ethik_med/berichte_stellg/05_09_06_schlus sbericht__vorabfassung.pdf

Berner MM, Habbig S, Harter M. Qualität aktueller Leitlinien zur Diagnostik und Behandlung alkoholbezogener Störungen -- Eine systematische Übersicht und inhaltliche Analyse. Fortschr Neurol Psychiatr 2004;72(12):696-704.

Bieback KJ. Qualitätssicherung der Pflege im Sozialrecht.Heidelberg. Rechtliche Möglichkeiten einer Institutionalisierung der Qualitätssicherung. C.F. Müller Verlag 2004

Brasseit U, Wismar M, Angele S, Bramesfeld A. Gesundheitsziele für Deutschland: Eine Initiative wird gestartet. Psychoneuro 2003;29:296-8.

Braunwald H, Sökler M. Leitlinien und Empfehlungen in der Onkologie. 17. Jahrestreffen der baden-württembergischen Tumorzentren und onkologischen Schwerpunkte in Tübingen. Onkologe 1999;5(1):73-84.

Bretzke J. Zum Spannungsverhältnis zwischen Finanzierbarkeit des deutschen Gesundheitswesens und ärztlichem Behandlungsstandard. Inaugural-Dissertation zur Erlangung der Doktorwürde einer Hohen Rechtswissenschaftliche Fakultät. Universität zu Köln; 2003. Available from: http://deposit.ddb.de/cgi-bin/dokserv?idn=96887326x&dok_var=d1&dok_ext=pdf&filename=96887326x.pdf

Brüggemann S, Korsukewitz C. Leitlinien in der Rehabilitation: Einschränkung der Therapiefreiheit oder Grundlage für bessere Ergebnisse? Rehabilitation (Stuttg) 2004;43(5):304-11.

Buhles N, Wehrmann J, Amon U. Dermatologische stationäre Rehabilitation bei atopischer Dermatitis Erwachsener. J Dtsch Dermatol Ges 2003;1(3):238-41.

Büscher C, Watzke B, Koch U, Schulz H. The development of guidelines for the treatment of patients with mental disorders under particular consideration of rehabilitative aspects. Psych Soc Med 2004;1:Doc05.

Deutsche Krankenhausgesellschaft (DKG). Geschäftsbericht 2004. 2005 [cited: 2006 Jan 12]. Available from: http://dkg.digramm.com/pdf/796.pdf

Dierks C. Juristische Implikationen von Leitlinien. Dtsch Med Wochenschr 2003;128(15):815-9.

Disease-Management-Programm für Asthma-bronchiale im Kindes- und Jugendalter. Eine gemeinsame Stellungnahme von Berufsverband der Kinder- und Jugendärzte e.V., Gesellschaft für Pädiatrische Allergologie und Umweltmedizin e.V., Gesellschaft für Pädiatrische Pneumologie e.V., Arbeitsgemeinschaft Asthmaschulung im Kindes- und Jugendalter e.V., Deutsche Gesellschaft für Kinderheilkunde und Jugendmedizin e.V., Fachgesellschaft für Rehabilitation in der Kinder- und Jugendmedizin. Aachen; Osnabrück; Wangen: 2002 [cited: 2005 Jul 14]. Available from: http://gpp.web.med.uni-muenchen.de/download/DMP-Broschuere.pdf

Dorenburg U, Jäckel WH, Korsukéwitz C. Qualitätssicherung und Leitlinien in der medizinischen Rehabilitation - Standortbestimmung und Perspektiven. DRV-Heft 5/2004, Frankfurt am Main: Verband Deutscher Rentenversicherungsträger.

Empfehlungen des Koordinierungsausschusses gemäß § 137 f Abs. 2 „Anforderungen an die Ausgestaltung von Disease-Management-Programmen für Patienten mit Diabetes mellitus Typ 2 Beschluss des Koordinierungsausschuss vom 13. Juni 2002. 2006 [cited: 2006 Jan 12]. Available from: http://www.g-ba.de/cms/upload/pdf/aktuelles/beschluesse/2002-06-13-koa-Diab_Ergaenz.pdf

Europarat. Entwicklung einer Methodik für die Ausarbeitung von Leitlinien für optimale medizinische Praxis. Empfehlung Rec(2001)13 des Europarates und Erläuterndes Memorandum. Deutschsprachige Ausgabe. Z Arztl Fortbild Qualitatssich 2002;96 Suppl III:1-60.

Flenker I, Bredehöft J. Werden Leitlinien zu Standards? Standards, Richtlinien und Leitlinien im Wandel. Suchttherapie 2002;3:85-91.

Franzen D, Fessler J, Fischer J, Geraedts M, Graf HJ, Kauczor HU, Kroegel C, Morike K, Kopp I, Sonntag D. Das Leitlinien-Clearingverfahren COPD. Empfehlungen fur eine nationale Leitlinie. Pneumologie 2004;58(12):858-62.

Fritze J. Bedeutung für die Versorgung psychisch Kranker-Eckpunkte der parteiübergreifenden Konsensverhandlungen zur Gesundheitsreform. Psychoneuro 2003;29:415-7.

Gaebel W, Weinmann S, Sartorius N, Rutz W, McIntyre JS. Schizophrenia practice guidelines: international survey and comparison. Br J Psychiatry 2005;187:248-55.

Gartlehner G. Evidence-based medicine breaking the borders--a working model for the European Union to facilitate evidence-based health care. Wien Med Wochenschr 2004;154(5-6):127-32.

Gemeinsamer Bundesausschuss (G-BA). Begründungen zu den Anforderungen an strukturierte Behandlungsprogramme. Brustkrebs. Beschluss des GBA vom 21. Juni 2005. 2005 [cited: 2006 Jan 12]. Available from: http://www.gesundheitspolitik.net/01_gesundheitssystem/disease-management/brustkrebs/DMP-Brustkrebs_Begruendung_20050629.pdf

Geraedts M, Meisner C, Frye D, Selbmann H-K. Verbesserungspotenzial bei der medizinischen Versorgung von Asthmatikern: eine regionale Qualitätsbewertung. Gesundheitsokonomie Qualitatsmanagement 2001;6:125-33.

Gulich M, Bux C, Zeitler HP. Die DEGAM-Leitlinie "Brennen beim Wasserlassen"--mögliche Konsequenzen der Umsetzung in der allgemeinärztlichen Praxis. Z Arztl Fortbild Qualitatssich 2001;95(2):141-5.

Gunther L. Primärprävention kardialer Erkrankungen: Strukturierte Konzepte für die Praxis. Dt Arztebl 2003;100(37):A-2387.

Hagemeister J, Schneider CA, Barabas S, Schadt R, Wassmer G, Mager G, Pfaff H, Hopp HW. Hypertension guidelines and their limitations--the impact of physicians' compliance as evaluated by guideline awareness. J Hypertens 2001;19(11):2079-86.

Hamm M, Weckermann D, Wawroschek F, Harzmann R. Palliation und Supportivtherapie beim inkurablen Nierenzellkarzinom. Onkologe 2001;7(7):767-71.

Hart D. Evidenz-basierte Medizin und Gesundheitsrecht. MedR 2000;18(1):1-5.

Härter M, Bermejo I, Schneider F, Kratz S, Gaebel W, Hegerl U, Niebling W, Berger M. Versorgungsleitlinien zur Diagnostik und Therapie depressiver Störungen in der hausärztlichen Praxis. Z Arztl Fortbild Qualitatssich 2003;97 Suppl 4:16-35.

Hasford J, Schubert I, Garbe E, Dietlein G, Glaeske G. Memorandum zu Nutzen und Notwendigkeit Pharmakoepidemiologischer Datenbanken in Deutschland. Sankt-Augustin: Asgard; 2004. Available from: http://media.gek.de/downloads/magazine/Edition33-Memo_Pharma_DB.pdf

Herdt J, Bengel J, Jäckel WH. Wissensmanagement und Verwertung von Forschungsergebnissen in den Rehabilitationswissenschaften. Phys Rehab Kur Med 2003;13:199-207.

Holtmann I, Luhmann D, Raspe H. Internationale Praxisleitlinien zum Thema Osteoporose--Bewertung der methodischen Qualität. Z Arztl Fortbild Qualitatssich 2000;94(6):483-90.

Kirchner H, Thomeczek C, Niebling W. Med-Report zum Deutschen Schmerzkongress. S 17 Implementierung von Leitlinien. Man Med 2002;40(6):376-7.

Knaebel S, Skonetzki S, Nelle M, Wetter T, Linderkamp O. Ergebnisse einer Umfrage zum Einsatz von Leitlinien in der Neonatologie. Z Arztl Fortbild Qualitatssich 2000;94(8):683-8.

Kobberling J. Rationalisierungsbestrebungen: Leitlinien, evidence based medicine. Z Arztl Fortbild Qualitatssich 2000;94(10):794-9.

Korsukéwitz C, Rose S, Schliehe F. Zur Bedeutung von Leitlinien für die Rehabilitation. Rehabilitation 2003;42(2):67-73.

Kulig M, Schulte E, Willich S. Comparing methodological quality and consistency of international guidelines for the management of patients with chronic heart failure. Eur J Heart Fail 2003;5(3):327-35.

Kunz R, Pientka L. The role of evidence-based guidelines in managed care pilot projects in Germany. Drug Inf J 1999;33:689-97.

Kunz RA. Die klinische Epidemiologie in der ärztlichen Entscheidungsfindung. Habilitationsschrift zur Erlangung der Lehrbefähigung für das Fach Klinische Epidemiologie. Humboldt-Universität zu Berlin; 2003. Available from: http://deposit.ddb.de/cgi-bin/dokserv?idn=972635645&dok_var=d1&dok_ext=pdf&filename=972635645.pdf

Lackner CK, Reith MW, Kerkmann R, Peter K. Leitlinien in der Notfallmedizin. Eine kritische Übersicht zum Status Quo. Notfall Rettungsmed 1998;1(5):314-23.

Leitliniengruppe Hessen. Leitlinienreport Diabetes. Report zur Leitlinie: Therapie des Diabetes mellitus Typ 2. Version 2.00. 2004 [cited: 2006 Jan 12]. Available from: http://www.pmvforschungsgruppe.de/pdf/03_publikationen/diabetes_report.pdf

Lindena G, Diener HC, Hildebrandt J, Klinger R, Maier C, Schops P, Tronnier V. Leitlinien zur Schmerztherapie--Methodische Qualität von Leitlinien zur Therapie von Patienten mit Schmerzen. Schmerz 2002;16(3):194-204.

Moller J, Ahrens D, Guntert B. Zur Realisierung einer evaluierten Gesundheitsversorgung. Z Arztl Fortbild Qualitatssich 2002;96(3):201-5.

Neumann V, Faust JN, Werner MH. Wertimplikationen von Allokationsregeln, -verfahren und -entscheidungen im deutschen Gesundheitswesen (mit Schwerpunkt auf dem Bereich der GKV). Gutachten im Auftrag der Enquête-Kommission "Ethik und Recht der Modernen Medizin" des Deutschen Bundestages, 15. Legislaturperiode, 15. März 2005. 2005 [cited: 2006 Jan 12]. Available from: http://www.micha-h-werner.de/gutachten.pdf

OLG Naumburg. Zur Bedeutung der Leitlinien von Fachgesellschaften als ärztliche Handlungsanleitung; Pflichtwidrigkeit einer Indikation. MedR 2002;20(9):471-2.

Otten K, Kugler C, Geraedts M. Qualitätsindikatoren in der Schlaganfallversorgung - eine Übersicht aus der internationalen Literatur. Akt Neurol 2004;31:411-9.

Porzsolt F, Leonard-Huber H. Klinische Ökonomik: Anforderungen an Leitlinien und deren Erfüllbarkeit. Onkologie 2000;23:376-9.

Rogler G, Scholmerich J. "Evidence-Biased Medicine"--oder: Die trügerische Sicherheit der Evidenz. Dtsch Med Wochenschr 2000;125(38):1122-8.

Sachverständigenrat für die Konzertierte Aktion im Gesundheitswesen. Bedarfsgerechtigkeit und Wirtschaftlichkeit. Band I: Zielbildung, Prävention, Nutzerorientierung und Partizipation. Bonn: 2001. Available from: http://dip.bundestag.de/btd/14/056/1405660.pdf

Sachverständigenrat für die Konzertierte Aktion im Gesundheitswesen. Bedarfsgerechtigkeit und Wirtschaftlichkeit. Band II: Qualitätsentwicklung in Medizin und Pflege. Bonn: 2001. Available from: http://dip.bundestag.de/btd/14/056/1405661.pdf

Sachverständigenrat für die Konzertierte Aktion im Gesundheitswesen. Bedarfsgerechtigkeit und Wirtschaftlichkeit. Band III: Über-, Unter- und Fehlversorgung. Baden-Baden: Nomos Verlagsgesellschaft; 2001. Available from: http://dip.bundestag.de/btd/14/068/1406871.pdf

Schneider A, Borst MM, Gerlach FM, Szecsenyi J. Verdacht auf Asthma bronchiale--Entwicklung eines Algorithmus zur Stufendiagnostik in der Hausarztpraxis. Z Arztl Fortbild Qualitatssich 2003;97(7):485-93.

Stellungnahme des Bundesministeriums für Gesundheit zum Gutachten des Sachverständigenrates für die Konzertierte Aktion im Gesundheitswesen "Bedarfsgerechtigkeit und Wirtschaftlichkeit". 2002 [cited: 2006 Jan 12]. Available from: http://www.carelounge.de/pflegeberufe/politik/ap_sachverstaendigenrat.pdf

Straub C. Wie bewerten die gesetzlichen Krankenkassen internistisch-onkologische Standards? Onkologe 1998;4(5):440-4.

Wienke A. Medizinischer Standard und Leitlinien. Okonomisierung der Medizin. DGMR-Workshop 2003-Empfehlungen. HNO 2004;52(3):267-9.

Wienke A. Zur Bedeutung der Leitlinien von Fachgesellschaften als ärztlicher Handlungsanleitung. Pflichtwidrigkeit einer Indikation (BGB Paragraph 823). HNO 2003;51(10):836-88.

Wigge P. Evidenz-basierte Richtlinien und Leitlinien. Qualitätssicherungs- oder Steuerungsinstrumente in der GKV? MedR 2000;18(12):574-85.

Zielinski W. Evidence-based Medicine: Einsatzmöglichkeiten in der stationären Versorgung. Dissertation zur Erlangung des akademischen Grades einer Doktorin der Gesundheitswissenschaften/Public Health (Dr. P. H.). Technische Universität Berlin; 2003. Available from: http://opus.kobv.de/tuberlin/volltexte/2003/453/pdf/zielinski_wiebke.pdf